AF318341

DE LA
FIÈVRE DE LAIT

ÉTUDES CRITIQUES ET CLINIQUES

PAR

Le Docteur Camille DELVAILLE

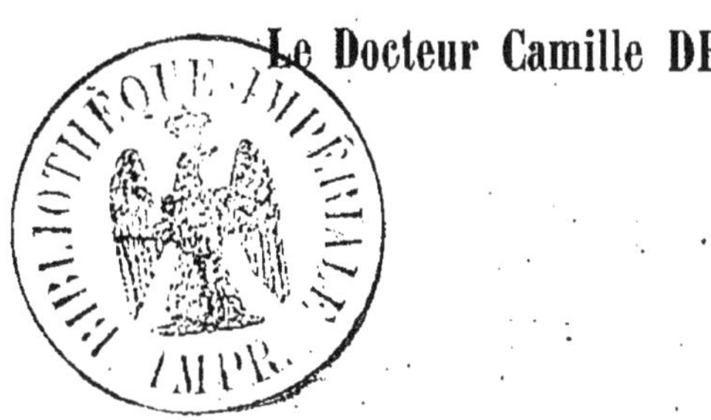

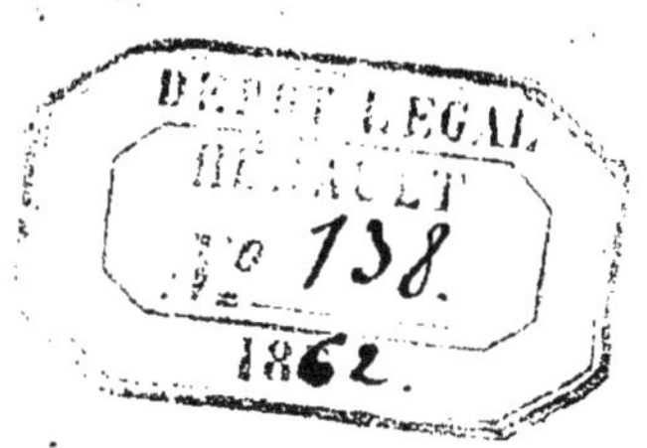

PARIS | MONTPELLIER

GERMER BAILLIÈRE, Lib.-Édit. | BOEHM & FILS, Éditeurs
rue de l'École de Médecine, 17. | du MONTPELLIER MÉDICAL.

1862

INTRODUCTION.

Pour bien voir, il faut savoir de
quel côté on doit regarder.
SHELLING.

L'objet primitif de ce travail était la réunion de 60
observations prises à la Clinique d'accouchement de
la Faculté de Paris. Je devais, à la suite de ces faits
pratiques, jeter sur leur ensemble un coup d'œil critique et formuler d'après eux seuls l'opinion qui en
découlait touchant la nature de la fièvre de lait.

Les faits recueillis, la tâche me sembla courte, et
le travail précaire parce qu'il était trop personnel. L'i-
dée première était celle-ci, suggérée par M. Tarnier,
l'instigateur de mes recherches : *On ne sait pas positivement ce que c'est que la fièvre de lait ; prouver*

par les faits en quoi elle consiste. En quelques lignes ma conclusion fut posée ; mais ma tâche devait-elle se borner là ?

Ce que j'affirme, me disais-je, d'autres l'ont peut-être affirmé avant moi ; j'aurai l'apparence de la priorité, quoique n'ayant très-probablement que le bénéfice de la rencontre. En outre, si l'opinion que je formule est en contradiction avec celles qui ont régné ou règnent encore, me voilà forcé, sous peine d'injustice, d'étudier toutes ces opinions, de les analyser, de les juger, de les contrôler par mes observations ou par le raisonnement.

Poussé ainsi vers le passé, par l'effort même de mon travail présent, je remontai comme par une filière aux théories primitives et je fis, volume par volume, l'histoire critique de la fièvre de lait.

De la sorte, j'arrivai à trouver que beaucoup d'opinions prétendues nouvelles avaient d'antiques parrains, et il me fallut débaptiser chaque théorie pour lui restituer son vrai nom.

Ce travail a été long et pénible ; mais dût-il ne porter aucun fruit, je prétends ne pas le regretter. .

Il m'a servi à apprécier les progrès de l'art des accouchements depuis les temps les plus reculés ; il
m'a montré, relativement à mon sujet, à combien
d'hypothèses la fièvre de lait avait servi de texte. Il
me permettra surtout, par les nombreuses sources
auxquelles j'ai puisé et que j'indique, de frayer la
route à ceux qui écriront après moi.

On s'étonnera peut-être que parmi tant de points
intéressants qui s'offraient à mon étude, j'aie choisi un
sujet aussi froid que la fièvre de lait. Je professe à
l'égard des dissertations inaugurales un sentiment qui
me servira d'excuse, je l'espère, aux yeux des juges
les plus exigeants.

C'est qu'une thèse appuyée sur des observations
cliniques, sur des recherches historiques et critiques
poursuivies avec une ardeur et une conviction qu'aucune difficulté n'a rebutées, saura prouver le zèle
d'un disciple rempli de vénération pour les œuvres du
passé, et de reconnaissance respectueuse envers des
Maîtres illustres et bienveillants dont il n'oubliera
jamais ni les affectueux encouragements, ni les sa-
vantes leçons !

PREMIÈRE PARTIE

Description générale de la Fièvre de Lait

DESCRIPTION GÉNÉRALE DE LA FIÈVRE DE LAIT

L'expérience des siècles surpasse la nôtre.
ZIMMERMANN.

§ I. SYNONYMIE.

On nommait autrefois la fièvre de lait : *poil, arcoussel*. Zilles l'appelle : *fièvre des accouchées ;* Capuron, Gardien et quelques autres : *fièvre puerpérale*. Elle est dite *Milch Fieber,* en allemand ; *milkfever,* en anglais ; *calentura de leche,* en espagnol ; *vena strappa* ou *febre di latte,* en italien ; *ezne zoucara,* en basque, etc...

Astruc l'appelle *febris a lacte ;* Stoll, Sauvages et Borserius, *ephemera lactea puerperarum ;* Rivière, *febris lactis ;* Monteggia : *febris a mammarum distensione.* Nous avons trouvé encore dans quelques livres les expressions : *ephemera nutricum a lacte refluxu, ephemera a lacte suppresso,* etc...

§ II. FRÉQUENCE.

La fièvre de lait se rencontre chez les femmes pléthoriques et cholériques. Chambon dit qu'elle est très-forte chez les femmes vigoureuses.

« La fièvre est plus forte, écrit Burton, chez les femmes grasses et pléthoriques ; elle l'est moins chez celles qui sont maigres et fluettes et dont les sucs sont en petite quantité[1]. »

Allde prétend qu'elle existe surtout dans les accouchements difficiles.

On la trouve, d'après Chambon, chez les femmes à seins volumineux ; d'après Fournier, chez les femmes irritables.

Une des causes de sa production est, suivant Allde et Burton, l'étroitesse des voies galactifères. Ces auteurs signalent la fréquence de la fièvre chez les femmes qui font peu d'exercice, qui se livrent à la gourmandise, qui portent des vêtements trop étroits à la région mammaire ; chez celles qui sont mariées trop tôt et dont la formation n'est pas achevée (Burton). Elle peut arriver même chez les femmes qui ont peu de lait (Dubois) et dans les cas d'atrophie des mamelles (Matteï).

[1] Traité, pag. 521.

La primiparité est une cause prédisposante, selon Allde, Burton, Deleurye.

Buchan est de l'avis contraire. « Il faut cependant avouer qu'il y a des femmes qui, ne nourrissant pas, n'ont pas de fièvre de lait ; mais ce cas est très—rare, et ce ne sont guère que les femmes qui accouchent pour la première fois. »

La même opinion est formulée par M. le professeur Benoît, dans sa thèse pour la chaire d'accouchements.

Chambon prétend que les Africaines n'ont jamais la fièvre de lait. Fournier accorde la même immunité aux femmes de la campagne et à celles des pays équatoriaux.

Les femmes peu nourries (Lebourgeois, Chambon), celles qui ont peu de lait, celles qui se livrent à des travaux pénibles, celles dont les règles sont modérées (Capuron) ou dont l'accouchement a été facile (Peghoux) sont dans le même cas.

Le professeur P. Dubois et M. Matteï admettent que la fièvre peut manquer quoique les seins soient très-gonflés.

La fièvre n'existe pas lorsque la sécrétion du lait commence avant la parturition (Chambon, Zilles, Peghoux).

Lamotte, dans son excellent *Traité d'accouchements,* ne fait pas mention de la fièvre de lait. Ne l'avait-il jamais observée ou attachait-il une trop minime importance aux symptômes qui la caractérisent?

Résultat de mes observations. — De 60 femmes que j'ai examinées, 26 ont présenté la fièvre de lait, 26 en ont été exemptes, 8 ont succombé à des accidents puerpéraux graves.

Parmi les 26 qui ont eu la fièvre, 14 étaient primipares, 12 multipares.

D'un autre côté, 6 des femmes qui n'ont pas eu la fièvre étaient primipares.

On peut donc conclure que la primiparité constitue une prédisposition à la fièvre de lait.

Je n'ai pas pu m'assurer que la constitution fût pour quelque chose dans la prédisposition, car j'ai observé des femmes de constitution bien peu différente.

La difficulté de l'accouchement, dont parle Allde, est-elle pour quelque chose dans la fréquence de la fièvre? J'ai cherché à répondre à cette question en analysant mes observations, mais je ne suis arrivé à aucune conclusion catégorique.

§ III. INVASION DE LA FIÈVRE.

Le moment où la fièvre débute n'est pas bien déterminé. « Chez quelques femmes, elle peut survenir pendant l'accouchement. Ces cas semblent indiquer qu'il aurait dû se faire plus tôt. » (Lebourgeois, d'après les leçons d'Antoine Dubois [1].)

« Dans ces cas, dit Gardien, c'est un état maladif, ou bien cela indique la mort du fœtus. » On sait que lorsqu'elle survient avant l'accouchement, elle indique, en général, que le fœtus est mort 24 ou 48 heures avant.

Chez les femmes très-irritables et dont la sécrétion lactée est exubérante, la fièvre survient peu d'heures après la parturition (Fournier).

Elle arrive d'autant plus promptement que l'accouchement a été plus long (Désormeaux), ou que l'évacuation sanguine a été plus petite (Burton).

Borserius, Beauvais et quelques autres admettent qu'elle survient au bout de 24 heures.

Avicenne fixe sa limite entre le deuxième et le troisième jour. Peu, Dionis, Lefranc, Matteï sont de cet avis.

[1] Thèse citée.

Pour Allde, Deleurye, Ettmüller, elle commence au quatrième jour.

Buchan la place entre la soixantième heure et la soixante et douzième; Velpeau et Colombat prétendent que le moment où elle survient peut varier entre le premier et le sixième jour. M. Paul Dubois déclare au contraire qu'elle n'arrive jamais au-delà du quatrième jour, et je trouve signalé, d'après ce professeur, comme extraordinaire, un cas où la fièvre de lait était survenue le cinquième jour.

«Une femme de 24 ans, enceinte pour la troisième fois, a vu ses seins se gonfler et le lait survenir au bout de cinq jours.... Ce fait est excessivement rare, car M. Dubois ne se rappelle pas l'avoir jamais observé, bien qu'il ait fait tenir compte dans ses salles de l'époque où cette fièvre se déclare chez toutes les femmes accouchées [1].»

M. Cazeaux dit qu'il n'est pas rare de voir survenir la fièvre au sixième jour [2].

Résultat de mes observations. — Je n'ai jamais vu la fièvre de lait survenir avant la 10e heure ;
Elle est arrivée : 3 fois avant la 20e heure,

—	9 fois	—	48e
—	10 fois	—	72e
—	1 fois	à la	126e

---

[1] Journ. de méd. et de chir. prat., 1840, pag. 547.
[2] *Loc. cit.*, pag. 508.

§ IV. SYMPTOMES.

1° Le *frisson* marque très-souvent le début de la fièvre de lait. Peu, Roderic, Mauriceau, Borserius et bien d'autres l'admettent. Gœlicke prétend que les femmes allemandes lui donnent un nom spécial, elles l'appellent *Milchschauer*. Allde [1] cherche à l'expliquer; il prétend qu'après la grossesse, l'appel du sang se faisant vers l'utérus, les vaisseaux de la peau se resserrent et celle-ci se refroidit : *« cutis pallet et friget. »*

M. Velpeau nie formellement l'existence du frisson [2]; M. Mourette, dans sa thèse inaugurale, partage l'avis du savant chirurgien de Paris. Quant à moi, j'ai observé le frisson 12 fois sur 26 cas de fièvre.

2° Peu [3] est le premier auteur dans lequel j'ai trouvé que le pouls était développé et vite au début de la fièvre de lait. Le pouls est fort et plein, d'après Buchan [4]. Baudelocque, Désormeaux, Mme Boivin signalent ce symptôme.

M. Mourette le nie de la façon la plus péremptoire, et il ajoute que jamais le pouls ne va au-delà de 80

[1] Thèse citée, § XXXIV.
[2] Traité d'accouchements, pag. 617 et suiv.
[3] La pratique des accouchements, pag. 222.
[4] Médecine domestique, tom. IV, pag. 198 et suiv.

à 82, chez les femmes en couches, à moins de maladies graves. Selon M. Cazeaux, «toutes les fois que le chiffre des pulsations est au-dessus de 100 par minute, on doit en rechercher la cause ailleurs que dans la sécrétion mammaire[1].»

J'ai trouvé souvent le pouls au-delà de 100 pulsations dans la fièvre de lait bénigne.

3o Les femmes en proie à la fièvre éprouvent une chaleur de tout le corps. «Elles s'en plaignent, dit Peu, comme si elles étaient auprès d'un brasier, sans vouloir souffrir le moindre bruit, ni qu'on les approche[2].»

4o Willis[3], Borserius, Burns, Baudelocque font allusion à cette élévation de la température et à la sensibilité exagérée de l'accouchée.

5o Willis et Borserius[4] mentionnent spécialement une douleur du dos et des épaules.

6° Peu y ajoute une sensation douloureuse localisée au gras des jambes.

7o La *céphalalgie* et l'*insomnie* sont les symptômes les plus constants de la fièvre de lait. Presque tous les auteurs en admettent l'existence.

[1] Traité, pag. 507. — La même règle est donnée par M. Pajot, dans son dernier cours d'accouchements à la clinique de Paris (*Gazette des hôpitaux*, 11 mars 1862).

[2] *Loc. cit.*

[3] Willis; *De febribus, in Opera omnia*, cap. XVI, pag. 179.

[4] *Institut. medicinæ praticæ*, vol. I, pag. 426.

8° « Les femmes , dit Puzos, éprouvent , depuis la tête jusqu'aux pieds, une sueur chaude et abondante qui les tient dans un bain continuel.» Lebourgeois [1] parle d'une sueur abondante d'odeur aigre , qui se répand par tout le corps et principalement sur la poitrine. Fournier prétend que s'il y a, dès le début, une légère moiteur, on pourra prédire une faible sécrétion de lait [2].

D'après Désormeaux , la sueur est le seul symptôme constant [3]. Burns attribue à son apparition la guérison de la fièvre.

9° Une *démangeaison* très-vive est signalée par Puzos, Burton et Baudelocque. Puzos ajoute que cette démangeaison est accompagnée du développement de *boutons laiteux.*

10. Il tient compte également d'une *paralysie du bras.*

11° Lefranc [4], Peghoux [5] et Burton sont les seuls auteurs où j'ai trouvé mentionné le *délire.*

12° *La langue présente un enduit jaunâtre,* selon Peghoux.

13° *Le ventre est douloureux* , d'après Beauvais ; *ballonné,* ajoute Burns.

---

[1] Thèses de Paris.
[2] Dict. des sc. médic., tom. XV, pag. 377 et suiv.
[3] Dict. de médec., art. *Lactation,* pag. 421.
[4] Thèse citée.
[5] Thèse citée.

14° Lebourgeois a trouvé la *peau huileuse*; Peghoux signale sa *sécheresse*.

15° La *soif* est un symptôme à peu près généralement admis.

16° J'arrive à un signe sur lequel j'aurai à revenir plus loin, en parlant de la pathogénie : le *gonflement des seins*.

Borserius et Mme Boivin parlent des tumeurs irré-gulières des mamelles ; Roderic, Mauriceau, Stahl, de leur dureté et de leur sensibilité. Pour Burns, ces caractères sont même la base du diagnostic de la fièvre de lait proprement dite.

Gardien s'élève contre la généralisation de ce symptôme et parle de cas nombreux où les mamelles ne sont ni tendues ni douloureuses.

17° Roderic prétend que les mamelles n'ont ni suc ni lait. Gastellier et Balme partagent le même senti-ment. «Si le paroxysme est répété, dit Burns [1], le lait diminue.»

18° *L'inflammation se propage aux aisselles avec des caractères de gêne et de douleur.*

«Les femmes, dit Stahl, au moment de la première irruption du lait dans les seins, accusent habituelle-ment un certain sentiment de douleur tensive, qui des aisselles et des clavicules se propage du haut en bas jusque dans les mamelles, ce qui fait dire à nos femmes

---

[1] Traité, pag. 364.

germaines : « *Die Milch komme ihnen über die Achseln herüber gezogen nicht anders als wie Strickchen*, » que le lait leur monte dans les aisselles comme par traits[1]. »

Pouteau explique ainsi cette douleur à la région axillaire : «Lorsque la mère ne nourrit pas..., le lait remplit les réservoirs à l'excès, et un sentiment de douleur s'empare de cette partie par une double cause: la distension des nerfs par l'engorgement, et leur irritation par leur grande sensibilité à cette époque, étant déjà agacés par la dépravation des sucs laiteux[2].»

19º Lebourgeois et quelques autres parlent de la *rougeur de la face*.

20º Astruc, Burton, Borserius citent des cas de *gêne respiratoire* extrêmement marquée, et l'attribuent au gonflement douloureux des seins et des aisselles.

21º Je trouve indiquée dans Burton l'*odeur aigre des urines*.

22º Les *lochies diminuent*, d'après Woltersdorff ; s'arrêtent complètement, d'après Deleurye ; Allde prétend qu'elles ne diminuent pas.

23º Mᵐᵉ Boivin signale la facilité aux hémorrhagies[3].

24º M. Mourette, dans sa thèse inaugurale, donne

---

[1] Stahl; trad. Blondin, tom. III, pag. 193.
[2] Œuvres posthumes, tom. III, pag. 42.
[3] Mémorial des accouch., pag. 437.

l'analyse du sang chez les femmes qui ont la fièvre. D'après lui, les globules peuvent descendre à 100. L'albumine diminue aussi; la proportion de fibrine atteint le chiffre assez considérable de 3 et 5 p. 100.

Résultat de mes observations.—Sur 26 cas, j'ai noté 12 fois le frisson; il accompagnait 8 fois l'engorgement douloureux des seins, mais ne paraissait pas lié à la durée du travail.

Sur 26 cas, il y avait 20 fois douleur des seins, quoique dans 10 de ces cas les femmes allaitassent leur enfant.

J'ai vu le pouls donner 8 fois 60 à 80 pulsations par minute ; 14 fois 80 à 112 pulsations ; 4 fois 120 pulsations et au-delà.

Les symptômes que j'ai observés le plus généralement sont : la céphalalgie, la sueur, l'engorgement des aisselles, la difficulté de rapprocher les bras du tronc, la soif, l'insomnie, la rougeur de la face [1].

---

[1] Voir à la troisième partie pour ma description de la Fièvre de lait.

§ V. DEGRÉS DE LA FIÈVRE.

Astruc admet que l'abord rapide et exagéré du lait aux mamelles peut se faire de trois manières : dans un premier état, il y a tension du sein sans douleur et sans fièvre. Dans le deuxième, la tension est plus prompte, douloureuse et souvent accompagnée de fièvre, à son apogée. Le troisième est caractérisé par une douleur vive et une fièvre intense.

C'est surtout dans le deuxième état que la fièvre affecte le type continu tierce, dont nous parlerons à propos des formes. Le premier état se termine rapidement sans manifestation apparente ; le troisième, par des lochies abondantes et des sueurs.

Zilles parle de plusieurs degrés de fièvre selon l'importance et la gravité des symptômes. Peghoux entre aussi dans quelques détails à ce sujet.

Résultat de mes observations. — Quant à moi, je n'ai rien noté de précis pour ce qui a trait au degré de la fièvre de lait.

§ VI. FORMES DE LA FIÈVRE.

La fièvre qui suit l'accouchement ne mérite pas toujours le nom de fièvre de lait.

Burns décrit, dans son Traité, cinq sortes de fièvres des accouchées : la fievre éphémère, la fièvre de lait, la fièvre miliaire, la fièvre intestinale et la fièvre puerpérale (*puerperal fever, childbed fever*).

Ces actes morbides, que l'on a confondus bien souvent, doivent être distingués selon lui, soit qu'ils existent séparément, soit qu'ils se compliquent les uns les autres.

FORME ÉPHÉMÈRE.

La forme éphémère de Burns, que Jacquemier admet aussi, et que seule il regarde comme susceptible de prendre le type intermittent, peut-elle être considérée comme une forme bien déterminée ? Je ne crois pas devoir ici discuter ce point généralement controversé, car cette discussion rentrera dans celle que je consacrerai à la pathogénie de la fièvre de lait.

Au reste, si Burns avait mentionné l'existence de la fièvre de lait proprement dite, chez des femmes qui auraient eu deux jours, un jour ou quelques heures avant, la fièvre éphémère, il aurait donné plus de poids à la distinction qu'il cherche à établir. En présence de cette omission, nous ne savons pas si ce qu'il appelle fièvre éphémère diffère bien positivement de notre fièvre de lait.

FORME INTESTINALE.

Elle doit être bannie de notre travail. C'est une indisposition purement accidentelle et qui n'est pas exclusivement liée à la puerpéralité.

FORME MILIAIRE.

La fièvre miliaire a été décrite par plusieurs accoucheurs comme complication fréquente de la fièvre de lait. Je dois donc en tracer ici un rapide tableau, en indiquant surtout ses rapports avec la maladie qui m'occupe.

La fièvre miliaire atteint principalement les accouchées dont le lait est abondant.

«Ces femmes, dit Lemoine, ont une fièvre de lait très-longue, leurs mamelles sont très-gonflées et leur vulve très–humide ; il reste encore du lait qui est poussé à la périphérie du corps et qui occasionne la *fièvre miliaire*, ou le *millet* ; elle dure de trente-six à quarante heures [1].»

Gastellier parle à peu près dans les mêmes termes: «Les excrétions qui se font par ces deux voies (la vulve et les seins) ne suffisent pas pour absorber toute

[1] Notes à l'ouvrage de Burton, tom. II, pag. 510.

la quantité de lait qui roule dans ces vaisseaux. Une partie est poussée par le mouvement systaltique du système vasculaire à la périphérie du corps. Les femmes suent beaucoup, et le résultat de cette sueur est une éruption miliaire[1].» Et plus loin : «La fièvre miliaire simple et bénigne est , à proprement parler, la fièvre de lait prolongée[2].»

Voici, d'après Burns[3], comment se manifeste la fièvre miliaire : l'accouchée éprouve du frisson , du mal au cœur, une certaine langueur ; quelquefois elle tombe en syncope ; le pouls est fréquent, la peau est chaude et le siége d'une démangeaison. Au bout de cinq à six jours, l'éruption apparaît.

Cette éruption , dans laquelle Borserius distingue un grand nombre de formes, Burns la divise en rouge et en blanche.

Si l'éruption calme ces symptômes , elle est idiopathique ; mais le plus souvent elle accompagne la fièvre de lait et ce que Burns appelle la fièvre éphémère, quand on favorise intempestivement la sueur. Dans ce cas, elle ne diminue jamais les symptômes.

Je n'ai moi-même observé cette fièvre miliaire dans aucune de mes soixante observations. Il est probable qu'elle existait cependant quelquefois, mais que mon attention n'a pas été tournée de ce côté.

---

[1] Traité de la fièvre miliaire, Introd., pag. XIV.
[2] *Loc. cit.*, pag. XIX.
[3] *Loc. cit.*, pag. 366 et 367.

FORME INTERMITTENTE.

La fièvre de lait affecte quelquefois cette forme.

«La fièvre cesse quelquefois pour reparaître, dit Désormeaux[1].» «Lorsque la fièvre, dit Astruc, ne dure que vingt-quatre heures, il n'y a qu'un redoublement ou accès comme une fièvre éphémère; mais lorsqu'elle dure davantage, elle redouble chaque vingt-quatre heures, comme une fièvre continue double-tierce[2].»

Burns admet aussi l'intermittence. Mourette, Cazeaux et Jacquemier sont également de cet avis.

Chambon a signalé le retour de la fièvre chez une femme qui avait accouché de deux jumeaux. Chaque accès correspondait à la sortie d'un des enfants et était venu quarante-huit heures après[3].

Résultat de mes observations. — Sous le rapport des formes de la fièvre, elles sont peu instructives. Je ne puis dire encore si j'admets la forme éphémère. Quant à la miliaire, j'ai dit que je ne l'avais jamais notée.

Dans un cas, la fièvre m'a paru revenir par accès[4].

[1] Diction. de médec.
[2] Astruc, tom. V.
[3] Maladies des femmes en couches, tom. II, pag. 63.
[4] Voir l'observation VII.

§ VII. DURÉE DE LA FIÈVRE.

La fièvre de lait dure de six à vingt-quatre heures, selon M. Velpeau , et, selon la plupart des auteurs , de vingt-quatre à quarante-huit heures (Peu, Capuron, Burns, Benoît, etc.). Boyer[1] recommande de la surveiller bien attentivement, si elle se prolonge au-delà de quarante-huit heures. Willis , Burton pensent qu'elle peut durer de trois à quatre jours. Au-delà de cette époque , Astruc la déclare toujours gravement compliquée.

Ettmüller l'a vue durer sept jours ; Puzos dix et même douze jours.

Pour Mauriceau, elle est très-courte. « La fièvre de lait qui arrive aux femmes accouchées vers le troisième jour est très-ardente , mais elle est semblable à un feu de paille, qui s'éteint aussitôt qu'il est allumé[2]. »

Résultat de mes observations. — J'ai vu la fièvre durer : 6 fois moins de vingt heures, 8 fois de vingt à quarante heures, une fois cinquante-quatre heures,

---

[1] Thèses de Paris.
[2] *Loc. cit.*, aphor. 283.

4 fois quatre à cinq jours ; 5 fois elle a récidivé après une rémission plus ou moins longue et a été très-intense.

J'en conclus que la durée moyenne de la fièvre de lait est d'un jour ou deux.

§ VIII. TERMINAISON.

1º Pour plusieurs observateurs, la sueur marque la fin de la fièvre de lait, et c'est en quelque sorte la crise habituelle (Ettmüller, Willis, Peu, Chambon, etc.). « Le lait contenu dans la mamelle, écrit Dionis, s'y résout par la chaleur et se dissipe peu à peu par la transsudation. »

2º Burton, Capuron et quelques autres appellent l'attention sur l'odeur aigre de ces sueurs souvent très-abondantes et dont nous avons parlé à l'article : *Symptômes*.

3º Peghoux dit que la sueur critique est souvent accompagnée d'un picotement à la peau.

4º Pour M. le professeur Fuster, la crise naturelle de la fièvre c'est la sécrétion du lait.

5º Zilles et Fournier prétendent que la crise se fait par les selles. Allde dit même que dans ce cas il y a diarrhée copieuse.

6º Burton signale la crise par les urines et l'odeur aigre de ce produit d'excrétion.

7º Enfin, pour quelques accoucheurs, la terminaison de la fièvre de lait est annoncée par la réapparition des lochies supprimées, ou l'exagération du flux lochial que la fièvre n'avait pas interrompu.

«Les parties naturelles s'humectent, trouve-t-on
dans Burton ; une matière blanche mais épaissè en
découle : ce sont les lochies *puriformes* ; elles deviennent de plus en plus claires : ce sont les lochies lai-
teuses[1].

Fournier parle aussi de l'apparence laiteuse des
lochies.

Nous montrerons, dans la troisième partie de notre
travail, l'importance attribuée anciennement à la cou-
leur et à la consistance des lochies. Les auteurs, en
effet, qui pensent que le lait se forme dans la matrice
et se transporte de là aux mamelles après l'accouchement admettent, comme conséquences de leur théorie,
que la crise de la fièvre de lait consiste dans la dis-
parition de ce liquide par les lochies. On a vu plus haut
que, d'après Dionis, le lait s'échappe par la sueur.

Peu va encore plus loin ; il prétend que le lait «s'é-
chappe par les cinq voies naturelles. »

Le lait s'évacue, dit-il, de cinq manières :

1o Par le vagin : cela s'annonce par des douleurs,
et c'est la plus commode.

2o Par les mamelles : ce mode est plus douloureux
et expose les femmes qui ne nourrissent pas à des abcès laiteux;

3o Par les selles;

---

[1] Lemoine; note de l'Introduction de Burton.

4° Par les urines : « on voit souvent dans le bassin du lait pur » ;

5° Par les sueurs générales ou de la poitrine seule [1].

Résultat de mes observations. — J'ai remarqué le plus souvent que la fièvre de lait se terminait par des sueurs ; j'ai à peine donné de l'attention aux urines et aux lochies, et ne puis rien dire sur l'excrétion de ces deux produits dans la fièvre qui m'occupe.

[1] La pratique des accouchem., liv. I, chap. XII, § 22, pag. 222 et suiv.

§ IX. TRAITEMENT.

Les indications du traitement de la fièvre de lait
sont puisées à plusieurs sources :

1° Les *purgatifs* sont recommandés par Guillemeau,
Roderic, David, Zilles, Gardien, Smellie.

Mme Boivin prescrit un bouillon de plantes chico-
racées avec 1 ou 2 gros de sulfate de magnésie.

Burns administre les purgatifs comme traitement
préventif.

Ettmüller repousse au contraire les purgatifs ;
Louise Bourgeois fait la même défense : elle prétend
que, purger dans la fièvre de lait, c'est « loger les gen-
darmes en la maison [1]. » Burton dit qu'il ne faut pas
purger au lendemain de la fièvre de lait, car « cela ap-
pellerait la matière laiteuse vers les intestins. »

2° Les *sudorifiques* sont mentionnés dans Hippocrate. « Si le frisson, dit-il, survient après l'accouchement, pilez grains de genièvre et sauge, mouillez
avec 0^{lit} 045 de vinaigre ; versez dans une tasse de
vin blanc coupé, mélangez, passez et buvez [2]. »

« Les principaux remèdes, écrit Ettmüller, sont

---

[1] *Loc. cit.*, pag. 63.
[2] Œuvres ; trad. Littré, tom. VII, pag. 401 : *De la nat. de la femme.*

des alexipharmaques qui sont capables en même temps
de chasser le levain malin par une douce diaphorèse et
de maintenir dans un certain état le flux des lochies [1].»

Il prescrit la corne de cerf, l'antimoine fixe, la
myrrhe, le succin, etc... Smellie, Chambon, Gardien font allusion aux sudorifiques, mais Sydenham
professe qu'il ne faut pas en abuser, « parce qu'on ne
sait pas quand et comment il est convenable de provo-
quer les sueurs [2]. »

3º Zilles recommande *de chauffer les pieds.*

4º Il parle aussi de la *compression de mamelles.*

5º Lebourgeois ordonne le *repos absolu.*

6º Roderic a l'idée bizarre de faire une *ligature aux
jambes.*

7º Il prescrit également des *ventouses scarifiées.*

8º Ettmüller, Mauriceau, David ordonnent la *saignée
de la saphène*, que Delamotte proscrit au contraire
avec insistance. « La saignée du pied est, dit-il, contraire aux vidanges [3]. »

9º La *saignée générale* entre dans la thérapeutique
de Mauriceau, Burton, Antoine Petit, Gardien, Velpeau, Smellie, surtout lorsque la fièvre est forte et
se prolonge.

10º Il faut un *air pur* aux nouvelles accouchées
qui ont la fièvre, d'après l'avis de Zilles.

[1] Prat. de médec., pag. 334 et suiv.
[2] Sydenham ; Œuvres, pag. 379.
[3] Observation 414.

11° Le même auteur veut qu'on donne à leur appartement une lumière vive.

12° Lamotte dit « qu'il faut tenir du linge blanc, doux et chaux sur les mamelles ; cela ouvre les pores des parties, excite la transpiration, et le lait, au lieu de se cailler, s'écoule facilement [1]. »

Astruc invoque les mêmes raisons. Il recommande de frotter les mamelles avec du miel fondu et encore tiède, « en appliquant dessus des feuilles de choux rouges qu'on aura fait amortir sous la cendre [2]. »

Avicenne prescrit des cataplasmes d'huile de cérat, d'alkekenge, de myrrhe, de safran, de fenugrec.

Guillemeau recommande un liniment avec de l'oxyrrhodin ; Willis, un emplâtre de minium ; Burton, une couche de pommade de concombre.

Petit, Mme Boivin vantent les applications chaudes sur les seins.

Nous partageons nous-même ce sentiment, car nous avons vu à la Clinique d'accouchement de Paris, que des cataplasmes chauds sur les mamelles étaient suivis de très-bons effets.

Deleurye proclame qu'il n'y a rien de plus nuisible que la chaleur, « parce qu'elle raréfie les humeurs et entretient l'éréthisme [3]. »

13° Les applications de substances astringentes sur

[1] Pag. 1271.
[2] *Loc. cit.*
[3] La mère, etc., pag. 11 et 12.

les mamelles sont proscrites par Mauriceau, Burton et Petit, comme pouvant occasionner des abcès laiteux.

14° Les *délayants* sont recommandés par Chambon, Zilles, etc.

15° Chambon et Mme Boivin ordonnent d'éviter l'action de l'air froid.

16° Mauriceau, Chambon, insistent sur la nécessité *de faciliter les lochies*. Chaussier prescrit à cet effet des fomentations et des bains de siége.

17° Matteï s'adresse, dans un autre but, à l'utérus. « Si on croit la fièvre de lait inutile, il faut la combattre sur l'*utérus même*, par des applications émollientes, des lavements, des injections, des boissons mucilagineuses [1]. »

18° Chambon mentionne les antiscorbutiques.

19° Parmi les *calmants*, Zilles cite la jusquiame.

20° Tissot parle de la ciguë comme *résolutif*. « S'il y a, dit-il, coagulation du lait dans les seins, on donne une pilule d'extrait de ciguë et des cataplasmes de ciguë [2]. »

21° Une *diète sévère* est recommandée par Liébaut. « Les bonnes femmes, écrit-il, font crever les accouchées de manger, comme si elles vouloyent faire un bondon de leur ventre, et disent pour leur raison que la matrice est vuyde et qu'il la faut remplir.... Si

---

[1] Essai sur l'accouch., pag. 380.

[2] Avis au peuple, § 374.

pleine nourriture n'est qu'aiouter mal sur mal, donner occasion de fièvre et leur causer plus de mal aux tétins [1]. »

David et Burton sont du même sentiment. D'après Chambon, il ne faut pas nourrir les nouvelles accouchées, « parce que l'intestin contient déjà un chyle laiteux nourrissant[2]. Van Swieten, Zilles, Velpeau, Vigarous, recommandent aussi la diète.

Notre maître, M. le professeur Fuster, a pour principe « de nourrir modérément la fièvre de lait [3]. »

22° Cazeaux a administré le sulfate de quinine dans les cas de fièvre de lait intermittente [4].

23° David pose les règles suivantes pour le traitement de la fièvre de lait. « Il faut : 1° diminuer la pléthore générale de tout le corps ; 2° s'opposer à la pléthore particulière qui naturellement doit s'établir dans les mamelles ; 3° éviter tout ce qui peut donner lieu à la formation d'une grande quantité de chyle, en procurant la dissipation de cette humeur et sa prompte assimilation avec le sang [5]. »

24° Louise Bourgeois n'admet pas un traitement prévu à l'avance, et le même dans tous les cas. « Il y a beaucoup de gardes d'accouchées, à Paris, lesquelles

[1] Trois livres, etc., pag. 781.
[2] *Loc. cit.*
[3] Clinique au lit des malades, à l'hôpital Saint-Éloi, février 1862.
[4] Traité, pag. 507.
[5] Dissert. sur le lait.

n'ont qu'un remède à toutes sortes de femmes, comme une selle à tous chevaux [1]. »

25° Les auteurs qui regardent la fièvre de lait comme une crise veulent que l'on augmente la sécrétion de ce liquide ou qu'on la fasse reparaître lorsqu'elle est tarie.

Hippocrate recommande pour rappeler le lait d'appliquer sur les seins des cataplasmes faits avec de l'eau et des poireaux pilés ; il ordonne aussi des boissons de sauge et de genièvre [2].

Taberna-Montanus dit que la pimprenelle appliquée sur les mamelles fait venir le lait. Paracelse prescrit tous les huit jours une cuillerée d'essence d'anis.

Aétius vante les semences de lin avec le miel et le vin cuit ou la bière.

Mercatus [3] indique des tablettes faites avec :

Noyaux de Pin	} âá 1 once.
Amandes douces.	
Semences de Persil.	} âá 1 gros.
— de Fenouil. . . .	
Poudre de Vers de terre. .	2 —
Sucre.	q. s.

Amatus mentionne la poudre d'hippocampe ; Fabrice

___

[1] Pag. 68.

[2] Trad. Littré, tom. VIII, liv. VIII : *Mal. des femmes*, pag. 83.

[3] Voir Vigarous, tom. II, pag. 498.

d'Aquapendente la pervenche en décoction ou en salade.

Galien et Dioscoride avaient dès longtemps parlé de la pierre appelée *galactite* à la dose d'un gros dans le bouillon ; et Pline avait mentionné la pierre *mellitite*.

Vigarous regarde comme *galactopoïétiques* le fenouil, le céleri, la laitue, les semences d'*Agnus castus*, les aliments succulents , les frictions , les ventouses et les fomentations.

Rowley, cité par Mme Boivin, prétend que les boissons copieuses augmentent le lait.

26° Nous allons maintenant dire un mot des anti-laiteux, que nous proscrivons vigoureusement, à l'exemple d'un grand nombre d'accoucheurs et entre autres de Gardien , qui s'exprime ainsi :

« Ce serait avancer la médecine et rendre service aux femmes, que de faire disparaître des matières médicales tous ces prétendus anti-laiteux, qui peuvent convenir parfois, mais qui sont le plus souvent nuisibles [1]. »

Ettmüller donne une longue liste de médicaments anti-laiteux:

« Tous les remèdes externes , écrit-il, qu'on dit qui éteignent la semence dans les hommes, diminuent aussi le lait des femmes [2]. »

Il cite les décoctions et cataplasmes de menthe, les

----

[1] Cité dans la thèse de Boyer.
[2] Pratique de médecine, pag. 344.

semences d'*Agnus castus* , le romarin , le cerfeuil , la nicotiane , le coriandre , l'api , l'aneth , le cumin , les fomentations de cumin dans une décoction de vinaigre et d'eau[1] , les fomentations avec la décoction de ciguë , les cataplasmes de farine de fève avec oxycrat, le suc de plantain, l'emplâtre de ciguë , le papier gris enduit de miel vierge , les écrevisses de rivière calcinées et renfermées dans un sachet, l'emplâtre de Hœferus , composé ainsi qu'il suit : cire blanche , cire jaune, graisse de poule, graisse de cerf, camphre, assa-fœtida, myrrhe , safran.

« Si un rat, dit-il , goutte du lait d'une nourrice, elle devient incontinent sèche. » « Les mamelles des nourrices , écrit-il ailleurs, se dessèchent lorsqu'elles ont tiré leur lait dans le feu[2]. »

Peu se lance dans les remèdes de bonne femme.

Il n'a rien trouvé de mieux pour faire passer le lait que « de prendre un tuyau de plume, le boucher par les deux bouts avec de la cire d'Espagne , après y avoir enfermé environ 5 ou 6 grains pesant de mercure, ou vif-argent ; le recouvrir proprement d'une légère étoffe avec une porte à l'un des bouts, y passer un fil et le pendre au col , en sorte qu'il descende entre les mamelles. Ce remède fait des merveilles et précipite le lait en peu de temps , pourvu toutefois qu'il n'y ait

[1] Recommandé par Mercurialis, *in Gynœciorum.*
[2] Nouveaux Instituts, pag. 386.

point de mal de tête ni qu'il ne le provoque point, car pour lors il ne faudrait plus parler de s'en servir [1]. »

Je ne sais si le remède *fait merveille*, mais je l'ai vu souvent employé dans le monde par des femmes fort intelligentes.

Fourcroy parle des anti-laiteux suivants : les racines de bardane et de salseparéille, les fleurs de souci, de caille-lait, de primevère, le sucre rouge, la tige de la douce-amère, celle de canne de Provence, que l'on emploie encore dans la médecine populaire, le petit-lait de Weiss, et enfin l'élixir américain, qu'il appelle « formule compliquée, barbare et ridicule, tout au plus digne des lumières du xve siècle [2]. »

Neuter, cité par Vigarous, vante beaucoup l'application de ventouses sur le dos.

On connaît les excellentes *pilules anti-laiteuses* de Jaumes père. [3]

M. Coutenot attribue une grande vertu anti-laiteuse à l'huile de chènevis en frictions sur les seins [4]. Le nerprun alaterne a été recommandé aussi comme anti-laiteux par un médecin italien [5].

---

[1] Pratique des accouch., pag. 228. — J'ai été étonné de lire dans l'*Union médicale* (1859, tom. II, pag. 601) que M. Van Hosbelk prétend avoir trouvé un moyen de faire passer le lait en 24 heures : c'est précisément le bizarre remède de Peu !

[2] Encyclopédie méthodique : Médecine, tom. III, pag. 76.

[3] Voir le Formulaire de Bories, 3e édit. Montpellier, 1839.

[4] Union médicale, 1856.

[5] *Racoglit. med. di Fano*, août 1856.

M. Newmann vante beaucoup la belladone [1].

Enfin, dernièrement M. le professeur Rousset (de Bordeaux)[2] faisait des expériences nombreuses sur l'administration de l'iodure de potassium comme anti-laiteux, à la dose de 40 à 50 centigr.

Résultat de mes observations.—Elles m'ont montré que les règles thérapeutiques à mettre en vigueur dans la fièvre de lait pouvaient se résumer dans les suivantes :

1o Tenir l'accouchée au lit pendant les cinq ou six premiers jours qui suivent l'enfantement ;

2o Éloigner toute émotion vive ou tout agent extérieur trop actif ;

3° Si elle doit nourrir, faire prendre le sein à l'enfant dès les premières heures, et , dans les cas de fièvre, la modérer par l'application de cataplasmes chauds sur les seins, et soutenir ceux-ci par des bandages ;

4° Si elle ne doit pas nourrir, et qu'il y ait fièvre, calmer celle-ci par les moyens ordinaires ; puis donner au bout de trois jours et tant que le lait ne disparaît pas, 50 centig. d'iodure de potassium en vingt-quatre heures; donner en même temps des délayants ;

5o Soutenir les forces de l'accouchée par une nourriture suffisante.

[1] *British med. Journ.*, 1859.
[2] Journal de méd. de Bordeaux, mai 1858.

§ X. DE L'ALLAITEMENT.

La plupart des auteurs, et surtout ceux qui attribuent la fièvre de lait à une distension douloureuse
des mamelles, ainsi que ceux qui regardent la sécrétion lactée comme la crise de la fièvre, ordonnent de
faire téter la nouvelle accouchée pour la débarrasser
des symptômes fébriles.

Guillemeau, en recommandant cette manœuvre, dit
qu'il y a des femmes «qui se font téter ou qui se
tètent elles-mêmes [1] ! » Mauriceau prescrit l'allaitement. « Le meilleur moyen de dissiper la fièvre est,
dit-il, de faire téter, non par un enfant ou un petit
chien, mais par une fille grande et *accoutumée à téter* (!),
qui, suçant avec force, ouvre et dilate les canaux lac-
tifères... On en usait ainsi autrefois; mais aujourd'hui
les femmes, amoureuses de la beauté et de la fermeté
de leur gorge, aiment mieux souffrir et s'exposer même
au danger que de suivre cette méthode [2].» Stein pro-
pose de remplacer l'allaitement naturel, quand il n'est
pas possible, par l'application d'une *téteuse* qui porte
son nom et que Monteggia recommande.

[1] *Œuvres,* pag. 352.
[2] *Loc. cit.*

Pour d'autres auteurs, l'allaitement est un bon moyen, non de faire cesser, mais de diminuer la fièvre: je citerai Deleurye. Baudelocque dit : « Les femmes qui nourrissent s'affranchissent de ces accidents (la fièvre intense) ; rarement elles éprouvent cette grande révolution laiteuse ; elles ont des sueurs abondantes, leur sein ne se gonfle pas autant [1], etc. » Capuron, Velpeau, Mme Boivin partagent ce sentiment.

Matteï cherche une explication à cet amendement de la fièvre. « Si la fièvre est rare, dit-il, chez celles qui présentent tôt le sein à l'enfant, c'est qu'alors la fluxion du sein l'emporte sur la fluxion utérine [2]. »

A quel moment doit-on présenter le sein à l'enfant? Willis conseille de faire téter du premier au troisième jour. Van Swieten dit que c'est à la douzième heure qui suit l'accouchement [3].

« Si nous consultons la nature, écrit Vigarous [4], là où la main des hommes ne l'a point défigurée, nous voyons les jeunes animaux prendre le sein aussitôt après leur naissance. » Il recommande de faire téter l'enfant deux ou trois heures après l'accouchement, et combat vivement l'opinion de Van Swieten.

Nœgelé, Velpeau sont de cet avis.

---

[1] Pag. 400.
[2] Pag. 377.
[3] Comment., Aphor. 1329, pag. 608.
[4] Tom. II, pag. 366.

Zilles ajoute qu'il faut faire téter l'enfant jusqu'au neuvième jour, puis le sevrer peu à peu.

Chambon prétend « que la fièvre est commune à toutes les femmes accouchées, qu'elles nourrissent ou non. » Lebourgeois se sert absolument des mêmes expressions. Mourette soutient qu'il est absurde de faire téter les enfants peu d'heures après leur naissance, et que cela ne diminue en rien la fièvre de lait.

Résultat de mes observations. — Sur 26 femmes qui n'ont pas eu de fièvre, 21 allaitaient dès le premier jour.

Sur les 26 qui ont eu la fièvre, 16 allaitaient.

Le défaut d'allaitement, s'il a une influence sur la production de la fièvre de lait, n'en a donc qu'une assez faible.

§ XI. FIÈVRE DE LAIT DES ANIMAUX DOMESTIQUES.

La plupart des maladies de l'homme atteignant les animaux, et des épidémies de fièvre puerpérale ayant (ce qui se rapproche un peu de mon sujet) attaqué des chiennes (Londres, 1787–88), des vaches (Édimbourg, 1821), et même des poules (Prague, 1835), il n'était pas sans intérêt de rechercher si la fièvre de lait se rencontrait chez les animaux domestiques. Les naturalistes anciens et modernes que j'ai fouillés avec une infructueuse persévérance ne m'ont rien fourni sous ce rapport : Chambon mentionne la fièvre de lait chez les femelles domestiques, et il l'a vue souvent suivie de mort. Hutrel d'Arboval[1] en dit à peine quelques mots, mais je l'ai trouvée bien décrite dans le livre excellent de M. Rainard. Cet auteur admet d'abord une fièvre qui survient quelques heures après la parturition et qui dépend d'un trouble du système nerveux causé par la douleur du travail; elle dure une demi-journée ou une journée au plus.

Il y a ensuite la fièvre de lait proprement dite, laquelle apparaît le deuxième ou troisième jour après le part et coïncide avec le gonflement des mamelles. En voici les symptômes :

[1] Dictionnaire vétérinaire, art. *Parturition.*

Gonflement de la glande mammaire , douleur et gêne par la pesanteur exagérée de cet organe; regard inquiet, triste, vague et dirigé vers les mamelles ; plaintes , désirs d'être tétée exprimés par des beuglements, par la position du corps et des membres de derrière. La femelle appelle son petit de plus en plus fréquemment à mesure que la mamelle se tend davantage. Abattement des forces , perte d'appétit, frissons partiels aux cuisses ; puis des tremblements généraux , des bouffées de chaleur qui s'étendent aux parties antérieures du corps et qu'on constate par l'élévation de température des oreilles et des cornes ; le muffle, la bouche sont chauds et peu humectés , le pouls présente de la plénitude et de la fréquence.

S'il y a un ou plusieurs petits après le premier, la fièvre de lait est retardée; il en est de même dans les cas de rétention du placenta, de blessure utérine, etc. M. Rainard recommande donc de surveiller tout retard de la fièvre,

Il signale comme complication des paralysies temporaires ou permanentes, des inflammations intestinales ou péritonéales.

« Au reste, dit-il, la fièvre de lait est infiniment moins prononcée chez les femelles domestiques que chez la femme. Les vaches qui fournissent le plus de lait, les meilleures laitières, sont celles où cet état se montre par les symptômes les plus apparents..., ce qui prouve que c'est bien le travail qui s'établit dans les mamelles qui est cause de la fièvre [1].»

Si la fièvre de lait est moins fréquente chez les animaux, c'est que les vaisseaux de l'utérus et ceux des mamelles viennent du même point de l'aorte, et qu'alors il n'y a pas de changement dans l'afflux du sang, comme cela existe chez la femme, où les origines de ces deux ordres de vaisseaux sont plus éloignées. La fièvre de lait est, chez les animaux, toute locale ; elle ne dépend que de la congestion des glandes mammaires ; chez la femme, au contraire, il y a en outre pléthore générale. Il explique aussi de cette façon pourquoi le rut et la gestation n'arrêtent pas la sécrétion lactée, puisque les mamelles et l'utérus reçoivent le sang à peu près du même point.

Enfin, il recommande comme traitement: le maintien des animaux et des mamelles à l'abri du froid, la diminution de la nourriture, les abondantes boissons tièdes, la traite ou l'allaitement fréquents.

Ajouterai-je, ce que tout le monde sait, que chez les animaux même on emploie d'étranges remèdes anti-laiteux, des colliers de liége par exemple, dont on affuble toute chatte qui vient de mettre bas? Dirai-je enfin que ce remède est parfois emprunté par les femmes à l'arsenal de la thérapeutique féline?

[1] Traité de la parturition, tom. II, pag. 136.

DEUXIÈME PARTIE

Observations cliniques

OBSERVATIONS CLINIQUES

> « Il y a deux voies et sentiers , ou deux mé-
> thodes et façon pour parvenir à la connaissance
> des arts. L'une enseigne et conduit à la vérité ,
> et l'autre à mensonges. Les discours errants et
> vagabonds de l'entendement et de la raison sont
> causes des erreurs: ce qui advient quand ils se
> confient à eux-mêmes. L'expérience et ce qui
> est trouvé estre familier et s'accorder à nature
> et qui produit de telles actions, est la cause de
> vérité et certitude. »
>
> PARACELSE ; *Grande chirurgie*, livre III.
>
> Ars médica tota in observationibus.
> FR. HOFFMANN.

PREMIÈRE OBSERVATION. — N° 1. Jacquot; femme Masson, 26 ans, piqueuse de bottines, constitution assez bonne, conformation normale ; a eu trois enfants, dont deux à terme.

Réglée à 12 ans et demi, deux à trois jours irrégulièrement ; depuis l'âge de 22 ans , deux à quatre jours tous les mois. Époque où apparurent les dernières règles inconnue ; grossesse supposée de huit mois. Complication : vomissements.

Accouchement le 7 novembre 1861 à dix heures quarante-cinq minutes du soir ; durée du travail quatre heures et demie ; présentation O. I. G. A. Enfant mâle en bon état, pesant 2 kil. 100 gram.

Le 8, à quatre heures, seins gonflés, indolores ; elle perd du lait.

Le 9, à quatre heures, rien absolument; pouls à 100, petit.

Le 10, à 4 heures, pouls à 88 pulsations ; aucun symptôme

morbide ; le sein gauche un peu gonflé et douloureux ; l'enfant a toujours bien tété.

Obs. ii. — No 9. Joséphine Lemaire, couturière, bonne constitution et conformation normale ; a eu, il y a deux ans, un garçon venu à huit mois et ayant vécu huit jours.

Réglée à 17 ans, deux ou trois jours par mois ; dernière apparition le 12 février.

Accouchée à trois heures du soir, le 7 novembre ; durée du travail cinq heures ; présentation O. I. G. A. Enfant féminin pesant 3 kil. 50 gram.

Le 9, à quatre heures, pas de fièvre, pouls à 76 ; un peu de douleur lorsque l'enfant tète.

Le 10, rien ; 68 pulsations.

Le 11, à quatre heures, seins un peu gonflés, peu douloureux ; 84 pulsations ; pas de malaise ni de céphalalgie ; bon appétit[1].

Obs. iii. — No 10. Sommelier, 25 ans, piqueuse de bottines ; constitution bonne, primipare.

Réglée à 15 ans, cinq jours par mois ; dernière apparition le 7 avril ; accidents nuls ; mari syphilisé.

Accouchement le 7 novembre à neuf heures du matin ; durée du travail huit heures. Enfant masculin à sept mois, mort-né.

État le 9 novembre : à quatre heures, pas de fièvre ; 68 pulsations.

Le 10, 56 pulsations ; seins un peu gonflés, mais non douloureux.

Le 11, seins mous, très-peu douloureux ; 56 pulsations.

[1] Lorsque rien d'anormal ne se produit ou bout des trois ou quatre premiers jours, je crois inutile de donner l'état de l'accouchée au-delà de ce terme, pour ne pas grossir en vain l'observation.

Obs. iv.—Nº 12. Caroline Godat, 27 ans, couturière ; deux enfants.

Réglée à 17 ans, très-irrégulièrement ; dernière apparition le 6 février.

Accouchée le 7 novembre à cinq heures et demie du matin ; durée du travail vingt et une heures et demie ; O. I. G. A.

État le 9 : pouls 76 , pas de malaise ; lait abondant ; elle nourrit ; gerçures aux seins.

Le 10, pas de gonflement ; 68 pulsations.

Le 11, c'est-à-dire cent-huit heures après l'accouchement, le sein droit est un peu gonflé, très-peu douloureux ; ni malaise ni céphalalgie ; 76 pulsations.

Obs. v.—Nº 2. Chapelain, 22 ans, couturière ; a eu une fille il y a un an et demi.

Réglée à 14 ans , quatre jours par mois ; dernière époque le 5 février.

Accouchée le 6 novembre à trois heures du soir ; durée du travail huit heures ; O. I. G. A. Fille forte , 5 kil. 500 gram.

Le 9, 88 pulsations régulières ; elle ne nourrit pas ; seins indolores, non gonflés.

Le 10, à sept heures et demie, soit cent heures après l'accouchement, 90 pulsations, pouls plein ; les seins sont un peu gonflés, douloureux, On a appliqué des cataplasmes.

Le 11 , à quatre heures , douleurs des seins diminuées ; 72 pulsations ; bon appétit.

Obs. vi. — Nº 28. Joséphine Belat, 27 ans , brossière ; accouchée il y a six ans d'un garçon.

Réglée à 11 ans, six jours par mois ; dernière époque le 15 février.

Accouchée le 6 novembre à sept heures vingt minutes du

soir; durée du travail une heure et quart; O. I. G. A. Enfant masculin, 2 kil. 950 gram.

Le 7, à six heures, c'est-à-dire vingt-trois heures après, pouls à 110; seins tuméfiés, douloureux.

Le 8, seins gonflés, douloureux; 110 pulsations.

Le 9, même état; malaise, perte d'appétit; à minuit, elle s'est réveillée débarrassée de sa fièvre, laquelle a duré cinquante-quatre heures.

Le 10, les seins sont encore un peu douloureux; on a appliqué depuis deux jours des cataplasmes; 76 pulsations; appétit. L'enfant a toujours bien tété depuis le premier jour.

Le 11, 80 pulsations; seins encore durs, indolores.

Obs. vii. — Broleret, 19 ans, ouvrière, primipare.

Réglée à 13 ans irrégulièrement; dernière époque 1er févr.; accidents de la grossesse : nausées, vomissements.

Accouchée le 6 novembre à neuf heures trois quarts du soir; durée du travail neuf heures; O. I. D. P. réduite. Une fille forte, 3 kil. 300 gram.

Le 8 au matin, les seins sont un peu gonflés; le soir à six heures, c'est-à-dire quarante-cinq heures après l'accouchement, il y a augmentation de la tuméfaction; l'enfant tète bien; la céphalalgie est intense, l'appétit conservé; 112 pulsations.

Le 9, même état. Dans la nuit du 9 au 10, la fièvre est tombée.

Le 10, amélioration; 88 pulsations, abattement, douleur de ventre, cephalalgie.

Le 11, seins gonflés, douloureux; pouls à 112; seconde fièvre, abattement, frisson, sueur, chaleur; l'enfant tète bien; céphalalgie; pas d'appétit.

Le 12, 108 pulsations; seins durs, non douloureux.

Obs. viii. — N° 24. Guillemot, 22 ans, lingère; fausse
couche à 16 ans (fœtus de quatre mois et demi), par chute.

Réglée à 15 ans, quatre jours par mois; dernière époque
février (date indéterminée); accidents de la grossesse : varices
à la jambe gauche depuis trois ou quatre mois.

Accouchée le 6 novembre à onze heures quarante-cinq minutes du matin; durée du travail quatre heures quarante-cinq
minutes. Enfant masculin, 3 kil. 200 gram. (Une perte légère
la veille de l'accouchement; deux circulaires autour du cou ;
le cordon était inséré sur le placenta, à deux travers de doigt
de son bord.)

Le 8, 60 pulsations, bon état; l'enfant tète bien.

Le 9, même état; seins gonflés, mais non durs.

Le 10, 52 pulsations, bon état; seins un peu durs, non douloureux.

Obs. ix. — N° 30. Marie Leclerc, 23 ans, bonne; le diamètre
antérieur du bassin est de 8 cent. et demi; primipare.

Réglée à 9 ans, trois ou quatre jours tous les mois; les règles ont cessé au bout de huit mois, puis repris à 19 ans et
sont venues deux fois par mois durant quatre à six jours; dernière époque 26 janvier.

Accouchée le 9 à dix heures et quart du matin, au forceps,
la dilatation du col étant incomplète; durée quarante-trois heures;
O.I.G.A. Grandes souffrances ; tout le temps le col était mou,
lâche et mince ; un garçon, 2 kil. 750.

Le 9 novembre au soir, jour même de l'accouchement, un
peu de fièvre.

Le 10 au matin, pas de fièvre; n'a pas donné à téter; les
seins ne sont pas durs ; 88 pulsations.

Le 11, à une heure du matin, il y a eu frisson, puis chaleur, puis sueur abondante; pas de lait; la fièvre a duré jusqu'à

huit heures du matin ; le soir il y a 92 pulsations, comme le matin.

Le 12, à quatre heures du soir, seins douloureux, même au toucher, et irrégulièrement durs ; céphalalgie depuis midi ; 100 pulsations, bon appétit.

Le 13, inflammation abdominale douloureuse, coliques, seins douloureux ; 130 pulsations, abattement ; on a appliqué des sangsues le matin.

Le 14, à quatre heures, 130 pulsations ; faciès exprimant l'abattement ; coliques intenses, diarrhée.

Le 15, 144 pulsations, amaigrissement, pâleur, vomissements.

Le 16, mort : résultat de l'autopsie inconnu.

Obs. x. — N° 1. Marin Geneviève, 21 ans, passementière ; primipare.

Réglée à 17 ans ; interruption pendant six mois, puis réglée régulièrement, quatre jours tous les mois ; dernière époque le 27 février 1861.

Accouchée le 9 novembre à neuf heures du soir ; durée du travail cinquante-trois heures ; O. I. G. A. Enfant masculin, 2 kil. 700 gram..

État le 11 à quatre heures du soir : seins mous, volumineux, indolores ; appétit ; 62 pulsations ; céphalalgie depuis le matin, soit trente-six heures après l'accouchement.

Le 12, 68 pulsations, peau chaude, céphalalgie, rien au sein.

Le 13, 84 pulsations ; état normal.

Obs. xi. — N° 14. Adèle Calvin, femme Bezancheire, âgée de 32 ans, garnisseuse de chapeaux ; a eu une fausse couche de trois mois, il y a deux ans, à la suite d'une chute.

Réglée à 17 ans, régulièrement huit jours par mois; dernière époque 1er janvier 1861. Vomissement pendant les six premières semaines, assez mauvaise santé le reste du temps.

Accouchée le 11 novembre à deux heures et demie du matin; durée du travail dix heures. O. I. G. A. Enfant féminin, 2 kil. 800 gram.

État le 11 à quatre heures du soir : elle a beaucoup souffert le matin pour accoucher; elle a eu trois heures après un frisson suivi de chaleur sans sueur. A trois heures et demie du soir le frisson a repris, elle grelotte ; elle n'a pas donné à téter à l'enfant; le lait n'est pas venu; pas de céphalalgie. Vers quatre heures elle a un peu chaud, le pouls marque 100 pulsations régulières.

Le 12 et le 13, l'état s'est aggravé; il y a eu des douleurs abdominales : application de sangsues.

La mort est arrivée le 14. Diagnostic : fièvre puerpérale. Pas de détails sur l'autopsie.

OBS. XII. — No 19. Julie Pujat, blanchisseuse, 22 ans, primipare.

Réglée à 16 ans, régulièrement trois à quatre jours par mois ; dernière époque le 4 février 1861.

Accouchée le 11 novembre à douze heures et demie du soir ; durée du travail vingt-deux heures et demie ; O. I. D. P. Enfant masculin, 3 kil.

État le 12 à quatre heures du soir : elle a beaucoup souffert le matin pour accoucher; l'enfant tète bien ; il y a de la céphalalgie, de l'appétit; pas de frisson. Vers deux heures, la malade a eu de la chaleur et un peu de diaphorèse; rougeur de la face ; 150 pulsations.

Le 13, 100 pulsations, abattement; on a appliqué dix-huit sangsues sur l'abdomen douloureux.

Le 14, état général aggravé ; 160 pulsations ; le ventre est très-peu douloureux, on soupçonne une énorme collection purulente. Les piqûres des sangsues saignent encore.

M. Tannier nous fait remarquer que l'empoisonnement, qui pour lui constitue la fièvre puerpérale, a commencé six heures après l'accouchement.

Le 15, état toujours grave ; 140 pulsations.

Le 16, même état ; la malade râle.

Le 17, mort. On trouve à l'autopsie une large collection purulente dans la cavité du péritoine.

OBS. XIII. — No 34. Mariane Kasère, 31 ans, journalière ; a eu à 30 ans un garçon.

Réglée à 19 ans, trois jours tous les mois ; dernière époque le 8 janvier.

Fausse couche le 11 novembre à onze heures du soir ; durée du travail treize heures ; O. I. G. A. Enfant masculin, 3 kil. 700 gram.

État le 12 novembre à quatre heures : elle a peu souffert pendant l'accouchement ; l'enfant tète bien ; sein non douloureux, pas de céphalalgie, quelques coliques, de l'appétit ; 80 pulsations.

État le 13 : bon état, l'enfant tète bien ; 76 pulsations.

Le 14, même état ; 76 pulsations.

Le 15, même état ; 76 pulsations.

OBS. XIV. — No 32. Denise, femme Maureau, piqueuse de bottines, accouchée à 20 ans, puis a eu quatre autres enfants.

Réglée à 15 ans, six jours tous les mois ; dernière époque indéterminée.

Accouchée le 12 novembre à sept heures un quart du matin ; durée du travail treize heures ; O. I. G. A. Enfant féminin, 3 kil. 300 gram.

État le 13 novembre au soir : bon état, pas de douleur, 80 pulsations.

Le 14, pas de douleur ; l'enfant tête bien, de l'appétit ; n'a pas eu de frisson, 80 pulsations.

Le 15 et le 16, même état.

Obs. xv.—No 11. Julie Tranquety, demoiselle de boutique, 21 ans. Il y a un an elle a eu une fausse couche de sept mois, huit jours après un effort.

Réglée à 13 ans, cinq à six jours par mois ; dernière époque le 4 mars.

Accouchée le 12 novembre à onze heures et demie du soir ; durée du travail neuf heures et demie ; O. I. G. A. Enfant masculin faible, 2 kil.

État le 13 : pas de douleur ni fièvre ; l'enfant tête bien ; 80 pulsations.

Le 14, bon état ; 80 pulsations ; seins un peu durs, non douloureux.

Le 15, seins en bon état ; 88 pulsations.

Le 16, *idem* ; 80 pulsations.

Obs. xvi.—N° 17. Annette Rondelet, blanchisseuse, 27 ans ; a eu un garçon à 24 ans, puis une fille et un garçon.

Réglée à 18 ans, régulièrement trois jours par mois ; dernière époque le 10 février.

Accouchée le 12 à six heures et demie du matin ; durée du travail deux heures ; O. I. G. A. Enfant féminin, 3 kil. 100 gr.

État le 14 : bon état ; l'enfant tête bien ; pas de douleur aux seins ; 68 à 72 pulsations.

Le 15, rien de nouveau ; 84 pulsations.

Le 16, *idem*.

Obs. xvii. — No 35. Louise Lavalle, 52 ans, domestique ;
a eu un garçon.

Réglée à 18 ans, cinq jours par mois ; dernière apparition le
25 janvier.

Accouchée le 14 novembre à onze heures et demie du matin ;
durée du travail trente heures ; présentation du sommet. Enfant mort-né, 4 kil.

Elle a eu deux applications de forceps en ville, puis a été
amenée à la Clinique. La tête ne s'engage pas au détroit su-
périeur ; à dix heures du matin on applique le forceps ; la tête
résiste, mais enfin elle s'engage, seulement les épaules restant
élevées, on va les chercher avec la main (il n'y avait pas de
difformités du bassin).

État le 14 au soir: le pouls est à 88 ou 92 ; pas de douleur au
sein.

Le 15, 96 pulsations ; pouls plein, chaleur de la peau ; seins
mous, non douloureux.

Le 16, à quatre heures, 72 pulsations ; pas de lait, pas de
fièvre ; à six heures du soir, frisson qui a duré une minute,
puis chaleur non suivie de sueur toute la nuit.

Le 17, de trois à quatre heures, le sein commence à être
douloureux ; cela dure la nuit du 17 au 18 ; pas de lait.

Le 18, 80 pulsations ; peau chaude, seins très-gros, modérément durs et douloureux jusqu'à l'aisselle.

Le 20, depuis hier plus de douleur sensible.

Obs. xviii.—N° 33. Douet, 55 ans, couturière ; a eu quatre
enfants.

Réglée à 16 ans, trois jours par mois ; dernière époque le
8 février ; quelques nausées et de la céphalalgie ont été les
seules complications de la grossesse.

Accouchée le 15 novembre à huit heures trois quarts du

soir ; durée du travail vingt heures ; O. I. G. A. Enfant féminin, 2 kil. 550 gram.

État le 14 : peau chaude, seins non douloureux ; 64 pulsations ; l'enfant tète bien.

Le 15, 76 pulsations ; seins très-peu douloureux ; l'enfant
tète bien ; bon appétit.

Le 16, 68 pulsations ; seins douloureux ; l'enfant a des convulsions, il ne tète pas, mais l'accouchée donne à téter à un
autre.

Le 17, les seins ne sont plus douloureux.

OBS. XIX. — Clémentine Giat, couturière, primipare.

Réglée à 15 ans, huit jours par mois ; dernière apparition
fin janvier.

Accouchée le 12 novembre à six heures du soir ; durée du
travail vingt-quatre heures ; O. I. D. P. Enfant masculin, 3 kil.
100 gram.

État le 14 : rien à noter ; 100 pulsations.

Le 15, elle a de la fièvre depuis la nuit dernière, c'est-
à-dire environ quatre-vingt-douze heures après l'accouchement ; aujourd'hui à quatre heures elle présente de la sueur ;
96 pulsations ; les seins sont durs, non douloureux.

Le 16 à deux heures elle a eu des sueurs ; 100 pulsations ;
tout le corps est en moiteur ; rien aux seins.

Le 18, un peu de douleur au sein gauche ; le petit a tou-
jour bien tété.

OBS. XX. — No 6. J. Monnet, 24 ans, confectionneuse, d'une
faible constitution ; primipare.

Réglée à 17 ans, régulièrement quatre à cinq jours par
mois ; dernière apparition au mois de février ; elle a eu des vomissements pendant toute sa grossesse.

Accouchée le 11 novembre à cinq heures et demie du matin ; durée du travail sept heures un quart ; O. I. D. P. Enfant féminin, 2 kil. 250 gram.

L'accouchée n'a pas été examinée les 12 et 13.

État le 14, à quatre heures du soir : affaissement très-marqué ; 160 pulsations, peau chaude ; seins un peu douloureux depuis hier, ils sont très-petits et ne laissent pas échapper de lait à la pression ; douleurs abdominales : on a appliqué hier quinze sangsues sur cette région.

Le 15, à quatre heures, elle vient d'avoir une épistaxis ; son état est toujours le même ; 150 pulsations, peau chaude, respiration courte et fréquente.

Le 16, 140 pulsations, difficiles à compter ; amaigrissement excessif.

La malade est morte ; époque et résultats de l'autopsie inconnus.

Obs. xxi. — N° 27. Marie Cholet, 23 ans, ouvrière en chiffons ; elle a eu un garçon à terme.

Réglée à 17 ans, quatre jours par mois ; dernière époque le 26 février.

Accouchée le 15 novembre à une heure et demie du matin ; durée du travail cinq heures ; O. I. G. A. Enfant masculin, 5 kil. 550 gram.

État le 15 à quatre heures du soir : elle a eu des coliques fréquentes ; elle est faible, fatiguée ; elle n'a pas encore de lait ; 76 pulsations ; pas de gonflement douloureux.

Le 16, un peu de céphalalgie ; l'enfant tète bien, pas de douleurs au sein ; 80 pulsations. A eu un frisson le 15 à six heures du soir, c'est-à-dire seize heures et demie après l'accouchement ; elle a sué ensuite un peu, mais cet état avait cessé ce matin à une heure.

Le 17, état excellent, qui se continue les jours suivants.

— 55 —

Obs. xxii. — N° 22. Adèle B..., brodeuse, 22 ans, primipare.

Réglée à 20 ans, un jour toutes les cinq ou six semaines ; dernière époque le 30 juin. Elle a eu des vomissements pendant toute la durée de sa grossesse.

Accouchée le 15 novembre à onze heures et demie du matin ; durée du travail inconnue. On a retiré un fœtus de quatre mois.

État le 16 : le ventre un peu sensible encore ; rien du côté des seins ; 84 pulsations.

Il n'y a eu aucun phénomène remarquable les jours suivants.

Obs. xxiii. — N° 23. Louise Polat, 21 ans, couturière, primipare.

Réglée à 15 ans, quatre jours par mois ; dernière époque le 4 février. Vomissements durant les trois premiers mois de la grossesse.

Accouchée le 15 novembre à onze heures du matin ; durée du travail onze heures ; O. I. G. TR. Enfant masculin, 3 kil. 550 grammes.

État le 15, à quatre heures : rien à noter ; 56 pulsations, pouls plein.

Le 16, à deux heures de l'après-midi, c'est-à-dire vingt-sept heures après l'accouchement, frisson suivi de sueurs abondantes ; pas de céphalalgie, bon appétit. Seins non douloureux, peu gonflés ; le petit tète bien ; 64 pulsations, pouls plein.

Le 17, à quatre heures, un frisson jusqu'à neuf heures ; puis des sueurs jusqu'à minuit. Les seins étaient gonflés, mais non douloureux.

Le 18, à six heures du matin, seins douloureux jusqu'aux aisselles ; impossibilité de lever et de croiser les bras ; on a appliqué des cataplasmes sur les seins. La céphalalgie s'est prolongée jusqu'à midi. Le petit tète toujours bien.

Le 19 , bon état ; seins un peu douloureux ; 84 pulsations.

Le 20 , 92 pulsations ; chaleur générale ; la douleur des seins a cessé.

Le 21 , l'état normal est tout à fait revenu.

Obs. xxiv. — N° 12. Mélanie Vol , couturière , 26 ans ; primipare.

Réglée à 15 ans , quatre à huit jours tous les mois ; dernière époque fin mars. Elle a eu quelques vomissements au début de sa grossesse , avec œdème des jambes.

Accouchée le 15 novembre à cinq heures un quart du matin ; durée du travail neuf heures un quart. L'enfant s'est présenté en position *sacro-iliaque droite postérieure*, les extrémités pelviennes fléchies sur le tronc. Enfant masculin , 1 kil. 400 grammes.

État le 16: seins non douloureux ; l'enfant ne tète pas encore ; 80 pulsations. Il n'y a pas eu de frisson.

Le 17 , à cinq ou six heures , les seins étaient douloureux jusqu'à l'aisselle, surtout le sein droit. Cet état a augmenté pendant la nuit ; en même temps vers quatre heures , c'està-dire soixante heures après l'accouchement , elle a eu de la sueur pendant deux heures sans frisson initial.

Le 18 , le matin elle ne pouvait lever les bras ; elle suait encore au moment de la visite. A quatre heures les seins sont moins douloureux ; elle a pris dans la journée un autre enfant et lui a donné le sein, que le sien refuse toujours ; 70 pulsations.

Le 19 , douleur des seins disparue ; 80 pulsations.

Le 20 , même état ; 86 à 88 pulsations.

Obs. xxv. — N° 25. Catherine Hamon, 57 ans, domestique; a eu deux enfants à terme.

Réglée à 20 ans, trois ou quatre jours par mois régulièrement; dernière époque le 14 février.

Accouchée le 16 novembre à sept heures et quart du soir ; durée du travail six heures ; O. I. G. A. Enfant masculin, 3 kil. 500 gramm.

État le 18 : 60 pulsations ; pas de fièvre, peu de lait, pas de gonflement des seins ni de fièvre.

Le 19, même état.

L'accouchée a voulu partir absolument le 20 novembre.

Obs. xxvi. — No 10. Élisa Lalloy, 37 ans, veuve, domestique ; a eu, il y a douze ans, un fille ; il y a dix-huit mois, une fausse couche.

Réglée à 14 ans, trois jours toutes les trois semaines ; dernière époque le 10 mars ; a eu des maux de cœur les trois premiers mois.

Accouchée le 18 novembre à minuit et quart ; durée du travail trois heures trois quarts. Enfant masculin, 3 kil. 100 gr.

État le 18 novembre à quatre heures : 60 pulsations ; l'enfant tète.

Le 20, le lait a monté, dit-elle ; les seins sont un peu douloureux au toucher ; pas de fièvre ; pouls filiforme, 60 pulsations.

Le 21, même état ; les seins sont un peu crevassés autour du mamelon ; 64-68 pulsations.

Le 22, même état.

Obs. xxvii.—N° 21. Clémentine Barillier, 22 ans, modiste ; primipare.

Réglée à 19 ans, trois jours tous les mois ; dernière époque au commencement de février ; vomissements pendant le premier mois de la grossesse.

Accouchée le 18 novembre à onze heures du matin ; durée du travail treize heures ; O. I. G. A. Enfant féminin, 3 kil. 150 gram.

Le 18 au soir, seins mous ; bon état.

Le 20, le matin à dix heures, elle a eu de la céphalalgie les seins gros, douloureux ; pas de frisson ; 100 pulsations, un pouls plein ; des douleurs abdominales. On lui a appliqué des sangsues. Le soir, à quatre heures, elle présente 124 pulsations.

Les jours suivants, la fièvre continue. L'état général est le même ; il y a des escharres au sacrum et à la vulve.

Il se produit, le 26, un érysipèle aux fesses.

L'état de la malade était mauvais lorsque nous avons cessé de l'observer. J'ignore ce qu'elle est devenue.

Obs. xxviii. — Nº 29. Alexandrine Sauvage, 26 ans, domestique ; primipare.

Réglée à 18 ans, cinq jours tous les mois ; dernière époque le 25 janvier.

Accouchée le 18 novembre à neuf heures du matin ; durée du travail huit heures ; O. I. G. A. Enfant féminin, 5 kil. 500 gram.

Le 18 au soir, état excellent ; 78 à 80 pulsations. Vers minuit, elle a eu un peu de fièvre ayant débuté par un frisson de vingt minutes et s'étant terminée par de la chaleur. Les seins étaient très-douloureux.

Le 20, les seins sont encore si douloureux que la malade crie lorsqu'on les touche ; elle a une respiration anxieuse ; elle est affaissée ; on compte 140 pulsations.

Le 21, 124 pulsations ; peau chaude ; seins douloureux ; sécrétion du lait absolument nulle ; douleurs abdominales, diarrhée, céphalalgie.

Le 22, l'abattement se prononce de plus en plus ; 150 pulsations ; douleurs abdominales, diarrhée.

Le 25, l'accouchée semble aller mieux ; 120 pulsations, pouls plein.

Le 25, affaissement complet, selles involontaires.

Le 26, semble se relever.

La malade est morte le 2 décembre, avec tous les symptômes d'une fièvre puerpérale, mais ne présentant à l'autopsie que quelques tubercules pulmonaires non remarqués pendant la vie.

Obs. xxix. — Marguerite Bizé, 25 ans, domestique; primipare.

Réglée à 15 ans, régulièrement trois jours par mois; dernière époque le 10 février; vomissements le premier mois.

Accouchée le 17 novembre à minuit; durée du travail six heures; O. I. G. A. Enfant masculin, 3 kil. 200 gram.

État le 18 au soir: l'enfant, tête bien; 68 pulsations, elle a un frisson qui dure de trois heures de l'après-midi à neuf heures du soir, c'est-à-dire quinze heures après l'accouchement; elle n'a eu ni chaleur ni sueur; les seins n'étaient pas douloureux.

État le 20: 100 pulsat.; seins non douloureux; l'enfant tête bien; un peu de malaise.

Le 21, elle se trouve mieux; 100 pulsations.

Le 22, même état.

Obs. xxx. — N° 7. Marie Bonalt, 19 ans, domestique; primipare.

Réglée à 17 ans et demi, pendant quatre mois, deux à trois jours chaque mois; dernière époque inconnue; vomissements pendant presque toute la durée de la grossesse.

Accouchée le 19 novembre à trois heures et demie du soir; durée du travail dix-neuf heures; O. I. G. A. Enfant masculin, 2 kil. 950 gram.

État le 20: excellent; l'enfant tête bien; pas de céphalalgie; appétit; 72 pulsations.

Le 21, 100 pulsations ; quelques coliques ; pas de fièvre.

Le 22, seins très-douloureux ; 92 pulsations ; pas de frisson ni de céphalalgie ; l'enfant tète bien.

Le 23, bon état.

Le 2 décembre, à la suite de douleurs abdominales, on lui applique des sangsues ; la douleur passe et ne reparaît plus.

Obs. xxxi. — N° 8. Marie Rey, 20 ans, brodeuse ; a eu une fille, il y a trois ans.

Réglée à 15 ans, irrégulièrement, toujours en retard, deux ou trois jours à chaque époque ; dernière époque 15 février. (A cinq mois, elle a eu une perte qui a duré quinze jours.)

Accouchée le 19 novembre à six heures du soir ; durée du travail onze heures ; O. I. G. A. Enfant féminin, 3 kilogr. 100 gram.

État le 20 : absolument rien ; 70 pulsations.

Le 21, même état ; 60 pulsations imperceptibles ; sein gauche très-douloureux jusqu'à l'aisselle.

Le 22, 64 pulsations. A neuf heures hier soir, c'est-à-dire quarante-cinq heures après l'accouchement, elle a sué sans frisson ; les seins étaient douloureux. Tout cela est passé aujourd'hui.

Le 23, bon état. L'enfant tète bien toujours.

Obs. xxxii. — N° 15. Justine Charpiot, 26 ans, domestique ; primipare.

Réglée à 14 ans, quatre jours par mois régulièrement ; dernière époque le 1er février.

Accouchée le 18 novembre à trois heures de l'après-midi ; durée du travail vingt-trois heures ; O. I. G. A. Enfant masculin, 3 kil. 20 gram.

État le 20 : bon ; 60 pulsations.

Le 21, 76 pulsations; seins un peu douloureux depuis hier soir; ce matin elle a eu un petit frisson, vers huit heures, c'est-à-dire soixante-cinq heures après l'accouchement.

Le 22, a eu un frisson ce matin à sept heures, c'est-à-dire quatre-vingt-huit heures après l'accouchement; les seins ne sont pas douloureux.

Le 23, rien; l'enfant tète toujours.

Le 24, même état.

Obs. xxxiii. — Nº 13. Élise Robert, 26 ans, domestique, d'une faible constitution; primipare.

Réglée à 20 ans, *une heure* par mois; dernière époque 20 janvier.

Accouchée le 19 novembre à onze heures et quart du matin; durée du travail dix-huit heures; O. I. D. P. réduite. Enfant féminin, 2 kil. 950 gram. (Il y avait une bride vaginale antéro-postérieure qui s'est rompue au moment du passage de la tête.)

État le 20 : rien à noter sinon quelques coliques; 92 pulsations; l'enfant tète.

Le 21, 136 pulsations; état général mauvais, vomissements, douleurs abdominales; on applique des sangsues et on lui retire l'enfant.

Le 22, abattement, somnolence, diaphorèse abondante et permanente, douleur nulle; 120 pulsations; hoquet, figure rouge par plaques; délire tantôt tranquille, tantôt agité.

Le 23, abattement complet, sueurs froides, pouls imperceptible mais très-rapide; délire.

Le 24, mort; résultat nécroscopique inconnu.

Obs. xxxiv. — Nº 17. Rose Roussel, 25 ans, couturière; primipare.

Réglée à 16 ans, tous les mois ; dernière époque en février ; elle a eu des vomissements jusqu'au troisième mois, ils ont reparu au neuvième.

Accouchée le 19 novembre à neuf heures et quart du soir ; durée du travail quarante-quatre heures et quart ; O. I. D. A. Enfant féminin, 3 kil. 500 gram.

État le 20 novembre : rien à noter ; 60-64 pulsations.

Le 21, 80 pulsations ; douleur légère au sein ; le lait n'est venu que très-peu à droite.

Le 22, de la fièvre avec frisson, chaleur et sueur à deux heures de l'après-midi, soit soixante-cinq heures après l'accouchement ; les seins lui font mal depuis ce matin à quatre heures, ils sont mous et noueux.

Le 23, 96 pulsations ; céphalalgie, un peu de photophobie ; elle sue toujours depuis l'accouchement.

Le 24, à deux heures du matin elle a eu un frisson et des nausées ; rien au sein.

Obs. xxxv. N° 26. Victoire Seurre, 29 ans, couturière ; a eu un garçon il y a sept ans, puis deux autres enfants.

Réglée à 15 ans, quatre jours par mois ; dernière époque le 10 février.

Accouchée le 19 novembre à une heure du matin ; présentation sacro-iliaque droite postérieure ; durée du travail seize heures. Enfant masculin, 3 kil. 550 gram.

État le 20 : a des douleurs comme pour accoucher ; 80 pulsations ; les seins sont un peu douloureux mais non gonflés.

Le 21, 84 pulsations, douleurs de matrice moins fréquentes ; elle éprouve de la gêne au sein.

Le 22, frisson à onze heures du matin, c'est-à-dire quatre-vingt deux heures après l'accouchement, il a duré une demi-heure ; douleur aux seins ; 104 pulsations, peau chaude.

Le 24, elle va mieux ; le petit, qui a eu des convulsions , est mort.

Obs. xxxvi. — No 2. Annette Canault, demoiselle de magasin , 25 ans ; a eu une fille il y a quatre ans , puis deux autres enfants.

Réglée à 15 ans , six jours par mois ; dernière époque le 6 février.

Accouchée le 21 novembre à huit heures et demie du matin ; durée du travail quatre heures et demie ; O. I. G. A. Enfant masculin , 3 kil. 125 gram.

État le 21 novembre : rien à noter, 84 pulsations.

Le 22 , même état ; 84 à 88 pulsations.

Le 23 , même état ; 64 pulsations.

Obs. xxxvii. — No 1. Joséphine Carette , 27 ans , femme de journée ; a eu une fille il y a quatre ans.

Réglée à 19 ans, quatre à cinq jours tous les mois ; dernière époque le 17 février ; elle a eu durant sa grossesse des nausées et des vomissements presque continuels.

Accouchée le 21 novembre à une heure et demie du matin ; durée du travail dix-neuf heures. Enfant féminin, 3 kil. 400 gr.

État le 21 : 72 pulsations ; rien à noter.

Le 22, 80 pulsations.

Le 23, 76 pulsations.

Obs. xxxviii.— No 5. Eugénie Pichet, 24 ans, domestique ; primipare.

Réglée a 19 ans, trois jours par mois ; dernière époque le 25 janvier.

Accouchée le 20 à neuf heures et demie du soir ; durée du travail vingt et une heure et demie ; O. I. D. P. Enfant masculin, 3 kil. 100 gram.

État le 21 novembre: 80 pulsations.

Le 22, petites coliques; 100 pulsations; rien aux seins; l'enfant tète bien.

Le 23, à midi (soixante-trois heures après l'accouchement), un peu de chaleur, non précédée d'un frisson et non suivie de diaphorèse; depuis hier au soir, elle a une douleur au sein, se propageant jusqu'aux aisselles; les seins sont volumineux, mais mous; il y a 112 pulsations; l'enfant tète toujours bien; la malade a eu ce matin un peu de céphalalgie.

Le 24, bon état.

Le 28, *idem.*

Obs. xxxix. — N° 19. Louise Gans, 22 ans, couturière; a eu une fille à terme il y a 19 mois.

Époque de l'établissement des règles inconnue, ainsi que la date de la dernière menstruation.

Accouchée le 21 novembre à deux heures et demie du matin; durée du travail vingt et une heures; O. I. G. P. Enfant féminin, 3 kil. 200 gram.

État le 22: 88 pulsations; à minuit (quarante heures après l'accouchement), elle a eu de la céphalalgie et de la sueur, sans frisson; les seins étaient douloureux.

Le 23, la céphalalgie a diminué; le gonflement douloureux des seins persiste.

Le 25, 112 pulsations; depuis hier elle ne donne pas à téter; les seins sont encore douloureusement gonflés et laissent écouler du lait en abondance.

Le 26, bon état.

Obs. xl. N° 28. Angela Vangallet, 32 ans, couturière; a eu un garçon il y a deux ans.

Réglée à 15 ans et demi, cinq à six jours par mois; dernière époque le 22 janvier; a eu des vomissements les trois premiers mois de sa grossesse.

Accouchée le 19 à minuit et demi ; durée du travail dix-huit heures ; O. I. G. A. Enfant féminin, 3 kil. 50 gram.

État le 20 : 92 pulsations.

Le 21, 92 pulsations.

Le 22, 92 pulsations.

Le 23, 84-88 pulsations.

L'état général reste satisfaisant.

Obs. XLI.—Nº 30. Marguerite Breton, 22 ans, domestique; primipare.

Réglée à 10 ans, huit jours par mois ; dernière époque le 3 mai; a eu des vomissements le premier mois.

Accouchée le 21 novembre à trois heures du soir ; durée du travail vingt-trois heures ; O. I. G. A. Enfant masculin, 3 kil.

État le 21 au soir : 64-68 pulsations ; le petit n'a pas encore tété.

Le 22, 80 pulsations ; pas de lait.

Le 23, 68-72 pulsations ; on donne le petit à la nourrice.

Le 24, même état ; elle va bien dans la suite.

Obs. XLII. — Nº 36. Alexandrine Pérut, couturière ; elle a eu un garçon à terme à 15 ans et demi, puis une fille et un garçon.

Réglée à 13 ans et demi, sept jours par mois ; dernière époque le 16 février. Nausées et vomissements durant la grossesse.

Accouchée le 21 novembre, à quatre heures et demie du matin; durée du travail trois heures; O. I. G. A. Enfant masculin, 3 kil.

État le 21 : bon ; 84 pulsations.

Le 22, à trois heures, c'est-à-dire trente-deux heures après l'accouchement, il y a un frisson, puis de la sueur. A quatre heures, le pouls marque 104 ; les seins sont un peu sensibles, mais non douloureux au toucher.

Le 23, seins douloureux ; le petit ne veut pas téter ; 72 pulsations.

Le 25 , 80 pulsations.

Le 26 , elle se plaint de douleurs lancinantes dans les jambes depuis hier soir à minuit ; elle y est habituée depuis l'âge de 16 ans ; ces douleurs viennent à chaque époque menstruelle; elles sont une forme de l'hystérie.

Le 27 , les douleurs sont passées ; on a administré pendant deux jours une pilule contenant 0,015 d'opium.

Obs. XLIII. — N° 16. Ruth , 39 ans, balayeuse ; primipare.

Réglée à 16 ans , trois jours par mois ; dernière époque inconnue.

Accouchée le 18 à cinq heures du soir ; durée du travail neuf heures ; O. I. G. A. Enfant féminin , 3 kilogr.

État le 21 : 64 pulsations.

Le 22 , 84 pulsations ; les seins sont à peine douloureux.

Le 23, 60 pulsations ; état excellent.

Le 24, elle sort.

Obs. XLIV. — Marie Maraine, 28 ans, domestique ; elle a eu à 22 ans un avortement de six mois , et à 24 un second de six mois et demi.

Réglée à 16 ans, six à huit jours tous les mois ; dernière époque le 28 janvier.

Accouchée le 22 novembre à huit heures et trois-quarts du soir ; durée du travail vingt-neuf heures; O. I. G. A.; grande souffrance. Enfant féminin , 3 kil. 600 gram.

Le 23, 76 pulsations.

Le 24, 76 pulsations ; l'enfant tète toujours bien.

Le 25, même état.

Le 26, même état.

Le 27, 72 pulsations ; même état.

Obs. xlv. — No 2. Femme Pernet, journalière ; bassin vicié ; diamètre antéro-postérieur de 10 cent. et demi à 11 cent., sans réduction.

Trois filles venues à terme, la dernière venue avec le forceps, la première venue il y a cinq ans.

Réglée à 20 ans, deux à trois jours par mois, mais irrégulièrement ; dernière époque fin janvier.

Accouchée le 24 novembre à neuf heures et demie du soir ; durée du travail vingt et une heures. Position *occipito-iliaque gauche presque transversale* (accouchement au forceps). Enfant masculin, 3 kil. 950 gram.

On arrivait sur l'angle sacro-vertébral avec la plus grande facilité ; la vulve était large et le périnée déprimable.

Le 25, à quatre heures du soir, 76 pulsations.

Le 26, 76 pulsations ; bon état ; l'enfant tète bien.

Le 27, 76 pulsations.

Obs. xlvi — No 4. Bernard, femme Sold, 38 ans, couturière ; a eu quatre enfants nés à terme et deux avortements.

Réglée à douze ans et demi, neuf jours par mois régulièrement ; dernière époque le 12 février.

Accouchée le 24 novembre à six heures du matin ; durée du travail quatorze heures ; O. I. G. A. Enfant masculin, 3 kil. 500 gram.

Le 25, 84 pulsations ; l'enfant tète bien, il y a beaucoup de lait.

Le 26, les seins sont durs , non douloureux ; il y a un peu de douleurs aux aisselles ; pas de frissons ; 84 pulsations.

Le 27, 80 à 84 pulsations, seins fermes , non douloureux.

Obs. xlvii. — N° 6. Marie B..., 25 ans, femme de chambre ; a eu un garçon, il y a quinze mois , à 23 ans et demi.

Réglée à 13 ans, trois ou quatre jours par mois régulièrement ; dernière époque 4 mars.

Accouchée le 23 novembre à sept heures et quart du soir ; durée du travail cinq heures et quarante minutes. O.I.D.P. Enfant masculin, 2 kil. 580 gram.

Le 25, 64 pulsations ; état excellent ; l'enfant tète bien.

Le 26, a eu un frisson vers quatre heures de l'après-midi , soit soixante-neuf heures après l'accouchement , mais il a rapidement cessé ; seins gonflés , douloureux ; un peu de douleur sous les aisselles ; face rouge ; 68 à 72 pulsations.

Le 27, la fièvre continue ; soif, céphalalgie, sueurs ; les seins vont mieux ; l'enfant tète bien ; 100 pulsations.

Le 28, a eu de la céphalalgie et de la diaphorèse ; 108 puls.

Le 29, état excellent.

Obs. xlviii. — N° 11. Marie Julienne Nat, domestique ; a eu une fille il y a six ans.

Réglée à 21 ans, quatre jours par mois ; dernière époque le 2 avril. Des varices pendant la grossesse.

Accouchée le 24 novembre à une heure et demie du matin ; durée du travail trois heures et demie ; O.I.G.A. Enfant féminin , faible, 2 kil. 500 gram.

Le 25, 80 pulsations ; rien à noter.

Le 26, 90 à 92 pulsations ; elle a beaucoup de lait ; la petite ne tète pas ; les seins ne sont pas douloureux.

Le 27, les seins ne sont pas douloureux ; elle donne à téter depuis hier à plusieurs enfants ; 84 pulsations.

Le 28, rien à noter.

Obs. XLIX. — N⁰ 15. Marie Lambert, 52 ans, polisseuse ; a eu à 29 ans une fille, puis un garçon.

Réglée à 18 ans, cinq jours tous les vingt-cinq jours ; dernière époque le 15 février ; quelques vomissements durant le cours de la grossesse.

Accouchée le 25 novembre à midi trois-quarts ; durée du travail six heures ; O. I. G. A. Enfant masculin, 5 kil. 605 gr.

Le 25, 72 pulsations.

Le 26, le lait n'est pas encore venu ; le petit est nourri par une nourrice ; 60 pulsations ; pas de fièvre.

Le 27, bon état.

Obs. L. — N⁰ 20. Marie J..., 22 ans, couturière ; primipare.

Ne se rappelle pas l'époque à laquelle elle a été réglée pour la première fois. Ses règles viennent tous les deux à trois mois, irrégulièrement et durent trois jours ; dernière époque dans le courant de février ; vomissements fréquents pendant la grossesse.

Accouchée le 24 novembre à quatre heures et demie du soir ; durée du travail vingt-neuf heures ; présentation du sommet inconnue. Enfant féminin, 2 kil. 750 gram.

Le 25, 64 pulsations.

Le 26, les seins ne sont ni durs ni douloureux ; l'enfant tète ; 60 pulsations.

Le 27, le ventre est toujours un peu douloureux par instants ; 60 à 64 pulsations ; le petit tète bien.

Le 28 à quatre heures, céphalalgie, anorexie ; seins non douloureux ; le ventre est toujours sensible ; 92 pulsations ; un peu de fièvre.

Le 29, état excellent.

Obs. li. — Nº 16. Élisa Guichard, 20 ans, blanchisseuse; primipare.

Réglée à 13 ans et demi, quatre à cinq jours par mois; dernière époque au commencement de mars; des varices.

Accouchée le 24 novembre à trois heures du soir; durée du travail trois heures et demie; O. I. G. A. Enfant féminin, 2 kil. 250 gram.

Le 25, rien de nouveau; le lait n'est pas venu.

Le 26, 80 pulsations; le lait n'est pas venu; on a donné l'enfant à une nourrice; le sein droit est douloureux près des aisselles. A onze heures du soir, c'est-à-dire cinquante-six heures après l'accouchemeut, il y a eu chaleur et sueur pendant quatre à cinq heures.

Le 27, seins un peu engorgés, à peine douloureux par moments; 84 pulsations.

Le 28, 92 pulsations; tout va bien; pas de lait.

Le 29, 100 pulsations; état excellent.

Obs. lii. — Nº 10. Élisa Fang, 25 ans, bonne; primipare.

Réglée à 14 ans, six jours par mois; dernière époque le 8 février; vomissements pendant sept mois.

Accouchée le 29 novembre à minuit et demi; durée du travail dix-sept heures; O. I. G. A. Enfant masculin, 3 kil. 150 gram.

Le 26, 84 pulsations; elle a des tranchées utérines très-douloureuses qui cessent par l'extraction de petits caillots.

Le 27, grande faiblesse générale; signes de chlorose; pas de douleur, de la sueur; 120 pulsations.

Le 28, 132 pulsations; elle a un frisson à trois heures de l'après-midi, c'est-à-dire trente-neuf heures après l'accouchement; il a duré environ une heure, puis il y a eu de la sueur; on lui a défendu d'allaiter son enfant, mais elle a du lait; le sein gauche est un peu douloureux, mais mou.

Le 29, un peu de fièvre à midi pendant trois heures ; les seins sont un peu douloureux ; faiblesse générale, pâleur , respiration pénible, oppression ; 120 pulsations.

Le 30, encore de la faiblesse ; l'état général est bon.

Le 2 décembre, l'accouchée va tout à fait bien.

Obs. liii. — N⁰ 18. Marie Ducros, 39 ans, journalière, mariée ; primipare.

Réglée à 14 ans, trois jours par mois ; dernière époque le 25 mars 1861.

Accouchée le 26 novembre à minuit et quart, par le forceps ; les douleurs avaient apparu le 22 à onze heures du soir ; la poche des eaux s'était rompue le même soir à minuit, et les douleurs avaient alors cessé , puis elles ont repris le 23 au soir jusqu'au 26, jour de l'accouchement ; le 24 au matin, la dilatation du col était complète, puis il y eut resserrement ; le 25 à cinq heures du soir la dilatation était large comme une pièce de cinq francs ; durée du travail soixante-treize heures ; grandes souffrances ; O. I. G. P. Enfant masculin, 3 kil. 50 gram.

État le 26 : 80 pulsations.

Le 27 à midi, pendant deux heures, chaleur et sueur, c'est-à-dire douze heures après l'accouchement ; tête faible ; les seins sont durs, engorgés jusqu'aux aisselles, mais non douloureux ; le petit tète bien ; 68 pulsations.

Le 28, quelques douleurs de reins seulement ; 72 pulsations.

Le 29, 80 pulsations ; douleurs de reins, constipation.

Le 30, a eu la nuit du 29 au 30, vers dix heures du soir, c'est-à-dire soixante et dix heures après l'accouchement, un frisson d'une heure, puis de la chaleur et une abondante diaphorèse, avec crampes aux jambes, grande céphalalgie ; seins non douloureux ; l'enfant tète bien ; 84 pulsations.

Le 1ᵉʳ décembre, rien de nouveau ; le petit est parti en nourrice, la malade n'ayant pas l'intention de nourrir.

Le 2, les seins sont redevenus douloureux depuis le départ de l'enfant ; vers quatre heures elle a soif ; 76 pulsations.

Le 5, bon état.

Obs. LIV. — N⁰ 52. Louise Martineau, 24 ans, blanchisseuse ; a eu un garçon à 17 ans, puis une fille.

Réglée à 16 ans, huit jours par mois ; dernière époque le 15 février 1861 ; maux de cœur durant la grossesse.

Accouchée le 24 novembre à dix heures du matin ; durée du travail sept heures ; O. I. G. A. Enfant féminin, 3 kilogr. 250 gram.

Le 25, 80 pulsations ; le matin à neuf heures, soit vingt-quatre heures après l'accouchement, elle a eu de la chaleur qui a duré quatre heures ; les seins ne sont pas douloureux.

Le 26, seins un peu douloureux ; la douleur va aux aisselles ; il y a peu de lait ; 76 pulsations.

Le 27, seins encore douloureux ; 68 pulsations ; l'enfant tète bien.

Le 28, rien de nouveau ; 104 pulsations.

Obs. LV. — N⁰ 9. Joséphine Martin, 27 ans, journalière ; a eu un garçon à 22 ans, puis une fille.

Réglée à 18 ans, six jours par mois ; dernière époque le 10 février ; maux de cœur pendant deux mois.

Accouchée le 26 novembre à neuf heures quarante du soir ; durée du travail quinze heures quarante minutes ; O. I. G. A. Enfant féminin, 3 kil. 200 gram.

Le 27, 88 à 96 pulsations ; pas de gonflement aux seins ; l'enfant tète bien.

Le 28, 80 pulsations.

Le 29, seins un peu douloureux ; lait abondant, état général bon.

Le 30, 84 à 88 pulsations.

Obs. LVI. — No 12. Eugénie Taliognat, 19 ans, femme de chambre; primipare.

Réglée à 15 ans, cinq jours par mois; a eu ses règles pendant tout le cours de sa grossesse; elle remarque cependant qu'elles étaient moins abondantes depuis le commencement de juin, et qu'elles ont manqué pendant les deux derniers mois.

Accouchée le 27 novembre à une heure et demie du matin; durée du travail six heures et demie; O. I. G. A. Enfant féminin faible, 1 kil. 800 gram.

Le 27, seins mous; pas de lait; 68 pulsations.

Le 28, le petit ne veut pas téter; le lait ne vient pas; 88 pulsations.

Le 29, 88 pulsations; céphalalgie; à une heure, c'est-à-dire soixante heures après l'accouchement, elle a eu de la chaleur sans frisson ni sueur; les seins sont mous, douloureux; elle a du lait, mais ne donne pas à téter.

Le 30, 88 pulsations; les seins sont un peu douloureux.

Le 2 décembre, le lait s'en va; le petit est en nourrice.

Obs. LVII. — No 24. Femme Bellay, couturière, 25 ans; a déjà eu un garçon.

Réglée à 14 ans, quatre jours tous les mois; dernière époque le 14 mars; vomissements et nausées tout le temps de sa grossesse.

Accouchée le 27 novembre à trois heures du matin; durée du travail huit heures; O. I. G. A. Enfant féminin, 3 kilogr. 200 gram.

Le 27, 100 pulsations; l'enfant tète bien.

Le 28, 112 pulsations (la malade est un peu troublée par mon examen); seins non douloureux; elle a sué hier un peu au milieu de la nuit et encore cette après-midi; il n'y a eu ni chaleur, ni frisson, ni céphalalgie; l'enfant tète bien.

6

Le 29, l'accouchée a sué après une grande chaleur, vers une heure de l'après-midi ; seins douloureux ; 100 pulsations.

Le 50, 92 pulsations ; seins douloureux depuis trois heures de l'après-midi ; ils sont gros et durs.

Le 1ᵉʳ décembre, seins douloureux.

Le 2, cette nuit elle a eu chaud et a sué ce matin à neuf heures, c'est-à-dire cent vingt-six heures après l'accouchement ; elle a eu un frisson d'une heure peu intense, puis de la chaleur et de la sueur ; les seins sont très-douloureux ; on les a suspendus et on y a appliqué des cataplasmes ; elle ne donne plus à téter aujourd'hui, par défense du chef de service ; elle a 120 pulsations.

Le 3, 116 à 120 pulsat. ; de la chaleur ; seins douloureux.

Le 4, tout va beaucoup mieux.

OBS. LVIII. — Rosalie Vernet, 55 ans, chiffonnière ; a eu un garçon à l'âge de 19 ans, puis a eu neuf autres grossesses dont deux fausses couches.

Réglée à 15 ans, deux jours par mois ; dernière époque le 21 février.

Accouchée le 28 novembre à huit heures et demie du matin ; durée du travail quatre heures et demie ; présentation du sommet. Enfant masculin, 5 kil. 550 gram.

Le 28, 64 pulsations ; rien à noter.

Le 29, 72 pulsations. L'enfant tète bien.

Le 50, 64 pulsations.

Le 2 décembre, rien à noter.

OBS. LIX. — Nᵒ 18. Daniel née Lebègue, mariée, ouvrière ; a eu une fille il y a quatre ans, puis un garçon.

Réglée à onze ans et demi, huit jours par mois ; dernière époque le 1ᵉʳ mars. Des maux de cœur durant la grossesse.

Accouchée le 28 novembre à dix heures quarante minutes du soir; durée du travail vingt-une heures; O. I. G. A. Enfant masculin , 5 kilogrammes.

Le 29 , 80 pulsations.

Le 50 , 150 pulsations ; rien du côté du sein ; elle ne nourrit pas ; elle a eu des douleurs abdominales qui ont nécessité l'application de sangsues.

Le 1er décembre , faiblesse générale ; 140 pulsations.

Le 2 , mort. On trouve à l'autopsie du pus dans la cavité péritonéale.

Obs. lx. — No 28. Perrin Marguerite , 22 ans , ouvrière ; primipare.

Réglée à 14 ans , cinq à six jours par mois ; dernière époque le 4 mai. Des nausées et vomissements.

Accouchée le 26 novembre à onze heures du soir ; durée du travail , quatre heures trois quarts. Présentation du sommet. Enfant féminin ; 1 kil. 400 gram.

Le 29 , 96 pulsations ; elle est en moiteur ; elle tousse un peu, n'a pas de lait. Les seins ne sont pas douloureux.

Le 50 , elle tousse ; 120 pulsations. Seins douloureux.

Le 1er décembre , les seins sont encore douloureux.

Le 2 , 112 à 120 pulsations. Elle donne peu à téter parce que les seins sont durs et douloureux. La peau est moite.

Le 5 , 104 pulsations. Les seins sont encore douloureux.

RÉSUMÉ GÉNÉRAL DES OBSERVATIONS.

Sur 60 femmes observées il y a eu :

26 fois fièvre de lait.

26 fois pas de fièvre.

8 fois des accidents puerpéraux mortels.

Les seins étaient douloureux dans 20 cas de fièvre, et dans 6 cas d'absence de fièvre ; ce qui indique que la douleur des seins peut avoir une certaine influence sur l'acte pathologique.

L'allaitement a eu lieu 21 fois chez les femmes apyrétiques, 16 fois chez les autres. L'allaitement a donc une influence faible.

Le travail a duré en moyenne de 10 à 15 heures chez les femmes qui ont présenté de la fièvre ; 10 heures environ chez les apyrétiques ; un peu plus chez les femmes mortes de couches.

La primiparité a existé 14 fois chez les femmes qui ont eu de la fièvre ; 6 fois chez les autres ; 7 fois sur 8 chez les femmes mortes.

La primiparité est donc une prédisposition à la fièvre de lait ; elle existe presque toujours dans les cas de fièvre puerpérale.

26 Observations où la fièvre a existé.

N° de l'observation.	Accouchements antérieurs.	Durée du travail.	Conformation du bassin.	Allaitement.	État des seins.	Époque de la fièvre.	Y a-t-il eu frisson?	Nombre do pulsations.	Durée de la fièvre.	État de l'enfant.	Poids de l'enfant en grammes.
5	1	8^h	normale.	nul.	douloureux.	100^h	non.	90	12 à 15^h	bon.	3 500
6	1	1 1/4	Id.	oui.	douloureux.	23	non.	110	54	bon.	2 950
7	0	9	Id.	oui.	douloureux.	45	non.	112	$\frac{24}{24}$	bon.	3 300
17	1	30 forceps.	Id.	nul.	douloureux.	55	oui.	80	48	mort.	4 000
19	0	24	Id.	oui.	indolore.	72	non.	100	48	bon.	3 100
21	1	5	Id.	oui.	indolore.	16 1/2	oui.	80	6	bon.	3 550
23	0	11	Id.	oui.	très-doul.	27	oui.	64	48	bon.	3 350
24	0	9 1/4	Id.	nul.	douloureux.	60	non.	80	20	bon.	1 400
29	0	6	Id.	oui.	indolore.	45	oui.	100	inconnue.	bon.	3 200
31	1	11	Id.	oui.	douloureux.	45	non.	64	inconnue.	bon.	3 100
32	0	23	Id.	oui.	peu doul.	$\frac{65}{88}$	oui.	76	inconnue.	bon.	3 020
34	0	4 1/4	Id.	oui.	douloureux.	$\frac{65}{101}$	oui.	96	100 à 110	bon.	3 300
35	3	16	Id.	oui.	douloureux.	82	oui.	104	inconnue.	bon.	3 350
38	0	21	Id.	oui	douloureux.	63	non.	112	inconnue.	bon.	3 100
39	1	21	Id.	oui.	douloureux.	40	non.	88 à 112	12	bon.	3 100
42	3	3	Id.	non.	douloureux.	32	oui	104	faible.	bon.	3 600
47	1	5 40	Id.	oui.	peu doul.	69	oui.	72	48	bon.	2 580
50	0	29	Id.	oui.	indol., ventre sensible..	96	non.	92	faible	bon.	2 750
51	0	16	Id.	non.	douloureux.	56	non.	80 à 92	4 à 5	bon.	2 250
52	0	17	Id.	non.	douloureux.	$\frac{39}{59}$	oui.	120 à 132	24	bon.	3 150
53	0	73 doul.	Id.	oui.	indolore.	$\frac{12}{70}$	oui.	$\frac{68}{84}$	5 jours.	bon.	3 050
54	2	7	Id.	oui.	douloureux.	24	non.	80	44	bon.	3 250
56	0	6	Id.	non.	douloureux.	60	non.	88	24	faible.	1 800
57	1	8	Id.	oui.	douloureux.	126	oui.	120	5 jours.	bon.	3 200
00	0	4	Id.	non.	douloureux.	63	non.	120	3 à 4 jours.	bon.	1 400
10	0	53	Id.	oui.	indolore.	136	non.	84	36	bon.	2 700

26 cas sans Fièvre.

N° de l'observation.	Accouchements antérieurs.	Conformation du bassin.	Allaitement.	État des seins.	État du pouls.	État de l'enfant.	Poids de l'enfant en grammes.	Durée du travail.
1	3	normale.	oui.	indolores.	100	bon.	2 100	4 1/2
2	1	Id.	oui.	douloureux.	84	bon.	3 050	5
3	0	Id.	non.	indolores.	68	mort-né.	»	8
4	2	Id.	oui.	peu doul.	76	inconnu.	»	21 1/2
8	0	Id.	oui.	indolores.	60	bon.	3 200	4 45
13	1	Id.	oui.	indolores.	80	bon.	3 700	13
14	5	Id.	oui.	indolores.	80	bon.	3 300	13
15	1	Id.	oui.	indolores.	88	bon.	2 000	9 1/2
16	3	Id.	oui.	indolores.	84	bon.	3 100	8
18	4	Id.	non.	douloureux.	76	faible.	2 550	20
22	0	Id.	non.	indolores.	84	fœtus.	»	incon.
25	2	Id.	oui	indolores.	60	bon.	3 300	6
26	2	Id.	oui.	crevassés.	60	Id.	3 100	3 3/4
30	0	Id.	oui.	douloureux.	92	Id.	2 950	17
36	3	Id.	oui.	indolores.	88	Id.	3 125	4 1/2
37	1	Id.	oui.	indolores.	80	Id.	3 400	19
40	1	Id.	oui.	indolores.	92	Id.	3 050	8
41	0	Id.	non.	indolores.	80	Id.	3 000	23
43	0	Id.	oui.	peu doul.	84	Id.	3 000	9
44	2	Id.	oui.	indolores.	76	Id.	3 600	29
45	3	rétréci.	oui.	indolores.	76	Id.	3 950	21
46	6	normale.	oui.	indolores.	84	Id.	3 500	14
48	1	Id.	oui.	indolores.	92	Id.	2 300	3 1/2
49	2	Id.	non.	indolores.	72	Id.	3 605	6
55	2	Id.	oui.	peu doul.	96	Id.	3 200	16
58	9	Id.	oui.	indolores.	72	Id.	3 350	4 1/2

8 cas de Fièvre puerpérale.

N° de l'observation.	État de la grossesse.	Menstruation.	Accouchements antérieurs.	État du bassin.	Durée du travail.	Début de la fièvre.	Frisson.	Allaitement.	État des seins.	Plus haut degré de fréquence du pouls.	Durée de la fièvre.	Autopsie.
9	mauv.	irrég.	nuls.	rétréci.	4ʰ forceps.	6ʰ	a existé.	nul.	doulour.	140	7 jours.	Résultat inconnu.
11	mauv.	régul.	nuls.	normal.	10 souffr.	3	*Id.*	*Id.*	rien.	100	3	*Id.*
12	normal.	régul.	nuls.	*Id.*	22 souffr.	13	nul.	a existé.	rien.	160	6	Collection purulente.
20	mauv.	régul.	nuls.	*Id.*	7 1/4	incon.	nul.	nul.	doulour.	160	incon.	Inconnu.
27	mauv.	régul.	nuls.	*Id,*	13	48	nul.	nul.	doulour.	124	incon.	La mort n'était pas arrivée.
28	normal.	régul.	nuls.	*Id.*	8	15	a existé.	nul.	doulour.	140	14 j.	Tubercules pulmonaires.
33	normal.	peu réglée.	nuls.	*Id.*	18 diffic.	48	incon.	a existé.	rien.	136	5	Inconnu.
59	mauv.	régul.	2	*Id.*	21	incon.	nul.	nul.	rien.	140	4	Pus au péritoine.

RÉSUMÉ DE CE TABLEAU.

1° *Durée de l'accouchement :* 2 fois moins de 10 heures.

— 5 fois moins de 20 heures.

— 2 fois de 20 à 25 heures.

— 1 fois 45 heures.

2° *État de l'accouchement :* Il a été douloureux 4 fois.

3° *Grossesse :* Elle a été mauvaise 5 fois.

4° *Primiparité :* Elle a existé 7 fois sur ces 8 cas.

5° *Début de la fièvre :* 4 fois avant 15 heures ; — 2 fois 48 heures après.

6° *Durée de la fièvre :* 5 fois moins de 8 jours ; — 1 fois 14 jours.

7° *État des seins :* Douloureux 4 fois.

8° *Frisson :* Il a existé 3 fois.

9° *Pouls :* Il a été 2 fois à moins de 140 pulsations.

— 5 fois à 140.

— 1 fois à 160.

TROISIÈME PARTIE

Des Causes de la Fièvre de Lait

DES CAUSES DE LA FIÈVRE DE LAIT

———

> «Faire des descriptions exactes et s'assurer des
> faits particuliers, c'est d'abord le but essentiel;
> mais il faut tâcher de s'élever à quelque chose
> de plus grand et de plus digne encore de nous
> occuper : c'est de combiner les observations, de
> généraliser les faits, de les lier ensemble par la
> force des analogies, et de tâcher d'arriver à ce
> haut degré de connaissance où nous pouvons
> juger quels effets particuliers dépendent d'effets
> plus généraux, où nous pourrons comparer la
> nature à elle-même dans ses grandes opérations.»
>
> BUFFON.

§ I. — J'entre, sans préambule, dans les différentes théories proposées pour expliquer la fièvre de lait ; je vais les prendre une à une, les exposer et les discuter, puis revenir en quelques mots sur ce que j'entends par fièvre de lait, en donner une sommaire description et formuler enfin mon opinion sur la pathogénie de cet acte morbide.

I.

LA FIÈVRE DE LAIT EST CAUSÉE PAR UNE PLÉTHORE, CONSÉQUENCE DU RETOUR DANS LE SANG DE TOUT LE LAIT SURABONDAMMENT SÉCRÉTÉ.

§ II. — Le premier nosographe qui émet cette explication est Willis. Il suppose « qu'une masse de lait trop considérable étant sécrétée, ne peut pas s'assimiler au sang, qui est déjà saturé de ce qu'il peut contenir, et qu'alors le mouvement fébrile a pour but d'expulser cet excès [1]. »

Sauvages pense que « le lait destiné à l'utérus pour la nourriture du fœtus rentre dans le sang et excite la fièvre [2]. »

Deleurye essaie de montrer que le lait, « matière imparfaitement purifiée, sorte de levain étranger ayant une grande disposition à l'acescence », ne pouvant s'écouler par les mamelles qui sont distendues, « doit être nécessairement repompé et rentrer dans la circulation [3]. »

Gastellier, Buchan adoptent cette opinion. « La nature, dit ce dernier, envoie sans cesse aux mamelles,

[1] *De febribus, in Op. med. et phys.*, cap. XVI, pag. 179.
[2] Nosologie, tom. I, pag. 224.
[3] La mère, etc., pag. 11 et suiv.

après l'accouchement, une nouvelle quantité de lait pour réparer la perte de celui que l'enfant doit avoir sucé; mais si la mère a la barbarie de se refuser au devoir sacré d'allaiter, les mamelles se tendent, deviennent douloureuses et s'enflamment;... il y a pléthore de lait. Le sang troublé par cette humeur circule avec tumulte. Il se fait dans l'économie animale un mouvement intestin qui excite la fièvre [1]. »

J'avais lu dans la préface écrite par Briot pour sa traduction de Stein, que Monteggia se rangeait à l'opinion des auteurs que je viens d'analyser. Briot dit que « Monteggia la regarde (la fièvre) comme l'effet du reflux dans l'économie animale du lait contenu dans le sein [2]. »

Or, je suis remonté à la source même, c'est-à-dire à la traduction italienne de Stein par Monteggia (*Arte ostetrica di Stein;* Venezia, 1800), et à la page 49 de la *parte prima* où Monteggia expose sa théorie de la fièvre, je n'ai pas trouvé un mot qui fasse soupçonner l'opinion que Briot lui attribue.

Je poursuis : Capuron [3], Doublet, Désormeaux, Gardien pensent que la fièvre de lait est le résultat d'une pléthore causée par le retour de ce liquide dans le sang.

[1] Buchan, IV, pag. 198.
[2] Trad. de Stein, par Briot, pag. 50.
[3] 3e édit., pag. 356 et suiv.

Nous discuterons cette opinion en même temps que la suivante.

II.

LA CAUSE DE LA FIÈVRE DE LAIT EST UNE PLÉTHORE RÉSULTANT DU REFLUX DANS LE SANG DU LIQUIDE LOCHIAL.

§ III. — « La matière des lochies, dit Baudelocque, paraît refluer dans le sang ; il s'en fait un transport vers les mamelles, et il se détermine une crise plus ou moins forte qu'on nomme communément fièvre de lait [1]. »

C'est la même idée que j'ai trouvée exprimée dans Boerhaave : « Pars sanguinis chylosa quæ prius cum mensibus effundi solebat, deindè stagnabat in uteri arteriis, neque redibat in venas, nunc cum desinit effundi in uterum, redditur venis uterinis, venæ cavæ cordis, vasis pulmonalibus, aortæ, et circulationem obit per corpus. Inde febricula oritur plerumque quam vocant lacteam vel puerperalem, naturalis omninò sed paucis duratura horis [2]. »

Gardien écrit : « Les mouvements de la nature qui dirigeaient auparavant les fluides vers l'utérus les portent vers les mamelles. Le travail nécessaire pour

[1] Tom. I, pag. 398.
[2] *Prælectiones*, vol. IV, pars I, § 687, pag. 211.

produire ce changement s'annonce par certains phénomènes dont l'ensemble s'appelle *fièvre de lait*, ou mieux
puerpérale[1].»

Enfin, je n'aurai garde d'oublier, malgré sa longueur, ce curieux passage où Guillemeau, bien plus
moderne en ceci qu'il ne le paraît, se livre aux plus
folles hypothèses :

«A d'autres femmes, le deuxième ou le troisième
iour de leur couche, il arrive souvent de fascheux
accidens, comme la fièvre, douleurs extrêmes et inflammation aux mamelles et de grandes chaleurs au
visage, ce qui advient à raison de la quantité du sang
qui se transporte aux mamelles et aux parties supérieures, et d'ycelles est renvoyé et repoussé en même
temps à la matrice : dont il se fait un grand combat
durant lequel nature ne cesse (pour quelque temps)
d'envoyer du sang à la matrice, comme si elle se pro-
posait de nourrir l'enfant. Mais comme il n'y est plus,
la matrice en estant deschargée et surchargée de ce
sang, elle le renvoye aux mamelles pour être faict lait
et nourrir l'enfant : dont il se fait un tel flux et reflux,
comme il se void es distillations d'un vaisseau qui se
nomme éjaculatoire qui monte et descend : à tel combat
nature est empeschée, d'où s'engendre les susdits
accidens et entre autres les femmes se plaignent d'a-
voir le feu aux mamelles[2].»

[1] Tom. III, pag. 265.
[2] Œuvres de chirurgie, pag. 351.

§ IV. — Les deux théories que je viens d'exposer reposent sur une donnée anatomique et sur des explications physiologiques erronées.

«Les mamelles, dit Hippocrate, changent en lait la nourriture qu'elles appellent à soi. C'est de la matrice que se fait le transport aux mamelles pour l'alimentation de l'enfant après l'accouchement, aliment que l'épiploon comprimé par le fœtus exprime et fait passer aux parties supérieures [1].»

D'après Dulaurens, les mamelles « reçoivent un fort grand nombre de veines et d'artères, desquelles les plus grosses et externes viennent du rameau axillaire et les petites et internes du sous-clavier. C'est par le moien d'icelles que se faict la sympathie et communication admirable qui est entre la matrice et les mamelles, et qui faict qu'estant maniées et chatouillées elles incitent aux combats de Vénus [2].»

«Comme, aux derniers mois de la grossesse, dit Roderic à Castro, le lait ne peut pas en entier pénétrer dans le fœtus, il va aux mamelles [3].»

Puzos pense que le fœtus vit de lait dans la matrice. Sauvages partage la même opinion.

Liebaut dit : «Le sang menstruel tout entier, tel

---

[1] Édit. Littré, tom. VIII; des Glandes, § 16.
[2] Dulaurens, trad. de Gelée. Anatomie, liv. IX, pag. 288.
[3] *Loc. cit.*, pag. 207.

qu'il est et en telle quantité qu'il est reçeu, est converty et transmué des mamelles en nature de lait[1]. »

Ces auteurs et beaucoup d'autres admettent donc que le lait se forme pendant la grossesse pour nourrir le fœtus contenu dans la matrice ; qu'après l'accouchement, le lait reflue de la matrice aux mamelles.

Déjà Mauriceau avait nié cette communication en combattant l'opinion de Dulaurens. « Quant à l'anastomose de l'épigastrique et de la mammaire, cela ne veut rien dire, ajoute-t-il, puisque la mammaire ne va pas aux mamelles ni l'épigastrique à la matrice[2]. »

Dionis exprimait la même opinion : « C'est en vain, écrit-il, que plusieurs anatomistes, dont j'ai été du nombre, se sont efforcés de chercher un chemin qui allât des mamelles à la matrice : il n'y en a point et il ne doit point y en avoir[3]. »

Cette conclusion est confirmée par les recherches modernes. L'artère mammaire interne se distribue à la mamelle, l'épigastrique ne va pas à la matrice, et leur anastomose ne peut rien expliquer sur la sympapathie étroite qui réunit ces deux organes.

Nous n'avons donc pas besoin d'insister plus longuement pour prouver que ce n'est pas le sang des lochies qui se transforme en lait, à son arrivée à la glande mammaire. De même, on comprend facilement que le

[1] Liebaut, pag. 777.
[2] *Loc. cit.*, pag. 412.
[3] Dionis, pag. 347.

reflux dans le sang, soit du liquide lochial (Boerhaave, Baudelocque, etc.), soit du lait (Willis, etc.), n'est pas la cause de l'état fébrile que nous étudions.

III.

LA FIÈVRE DE LAIT EST CAUSÉE PAR L'AFFLUX DOULOUREUX DU SANG OU DU LAIT AUX MAMELLES [1].

§ V. — Hippocrate avait déjà dit : *Quibuscumque mulieribus ad mammas sanguis colligitur, furorem significat* [2]. »

Mauriceau, faisant allusion à cet aphorisme, écrit que « les mamelles, par leur proximité du cœur, luy communiquent très-facilement leur inflammation [3]. »

« Le chyle et la matière laiteuse mêlée au sang, dit Dionis, se porte par la circulation aux mamelles, lieu destiné pour les recevoir ; elle les emplit jusqu'au troisième jour ; alors, étant pleines, elle cause une fièvre que l'on appelle fièvre de lait [4] »

« Il est évident, dit Woltersdorff, que la cause pro-

---

[1] On remarquera sans peine ici que la façon dont se forme le lait n'a aucune influence sur la théorie elle-même. Il s'agit de l'inflammation plus ou moins vive des mamelles comme pouvant causer la fièvre, et voilà tout.

[2] Aphorisme 40, du cinquième livre.

[3] Pag. 434.

[4] Pag. 347.

chaîne de la fièvre est dans la violente distension des vaisseaux et des conduits galactophores[1]. »

Allde, Burton, Pouteau, adoptent cette pensée.

Mais c'est Monteggia qui l'a exprimée de la façon la plus catégorique, si bien que tous les auteurs qui ont écrit depuis le commencement du siècle, rapportent au célèbre chirurgien italien la priorité d'une opinion formulée longtemps avant lui. Mais ils se sont bien gardés de remonter aux sources originales, et j'ai eu grand'peine à trouver la théorie de Monteggia dans ses propres ouvrages.

J'ai feuilleté ses *Instituzione chirurgiche*, et j'y ai trouvé ceci :

« *Un fluido anche poco o niente stimolante, qualora s'accummulli in troppa copia entro una data parte v'induce facilmente infiammazione per la forzata distensione* » ; et il cite le lait retenu dans les mamelles : « *il latte trattenuto nelle mamelle.* »

Mais de la fièvre de lait, pas un mot, soit dans le reste du premier volume, soit dans les quatre autres tout entiers ! Fallait-il poursuivre mes recherches ou demeurer découragé au bord du chemin ? Je savais que Monteggia avait traduit en italien un *Traité d'accouchements*, mais lequel ? Le catalogue de la bibliothèque n'étant pas malheureusement divisé par ordre de matières [2], fallait-il feuilleter, pour l'amour d'une indi-

---

[1] *De febre lactea*, § XXXI.

[2] Ce qui a rendu mes recherches fort laborieuses.

cation exacte, deux immenses in-folio qui contiennent plus de quarante mille articles ! Le hasard vint à mon secours : je trouvai dans un Dictionnaire biographique oublié, que Monteggia avait traduit le Traité de Stein.

L'introduction fort remarquable de ce livre me donna ce que je cherchais.

La page 48 porte : « *Io sarei molto propenso a credere che* (la fièvre de lait) *riconosca una mera causa locale, cioe la distensione delle mamelle.* »

Voici les raisons sur lesquelles Monteggia base ce qu'il appelle sa récente opinion (*mia recente opinione*):

1° Le temps pendant lequel se déclare la fièvre de lait et celui pendant lequel se gonflent les mamelles, coïncident ;

2° Les femmes qui allaitent, lorsqu'elles cessent tout à coup de le faire ont les mamelles trop remplies de lait et éprouvent la même fièvre ;

3° Les nourrices ont également cette fièvre pendant un certain temps, lorsque le lait s'arrête accidentellement dans leurs seins, quoiqu'il ne le fasse qu'en partie ;

Elle a le caractère d'une fièvre éphémère, peut-être parce qu'elle est plus douloureuse et qu'elle a plus de tendance à devenir inflammatoire.

4° Les femmes qui allaitent leurs enfants prétendent souvent qu'elles ne sont pas sujettes à cette fièvre, probablement parce qu'en offrant de temps en temps le sein à leur enfant, elles en préviennent ainsi l'excessif gonflement;

5° On voit quelquefois survenir d'un jour à l'autre une fièvre à peu près semblable, à l'occasion de quelques cavités sinueuses, lorsque l'orifice s'obstrue et que le sein se remplit d'une humeur qui y séjourne et le force à une ditension plus qu'ordinaire.

§ VI. — A cette opinion de Monteggia [1], admise par Joerg, Cazeaux, Rainard [2], etc., on a opposé surtout l'objection suivante : « la fièvre de lait s'arrête souvent au moment de la réplétion totale des seins [3]. »

Monteggia prétend à bon droit que le temps de la fièvre et celui du gonflement des mamelles coïncident ; mais il n'a pas dit un mot de la réplétion totale des seins. Pour lui, le mot gonflement signifie un travail en voie de s'effectuer et non un travail achevé. Monteggia professe donc que c'est lorsque le sein va se gonflant qu'il produit la fièvre, et non lorsqu'il a fini de gonfler.

Si la fièvre devait suivre la réplétion totale des seins, comme le veulent les auteurs de l'objection précitée, elle devrait exister tout le temps de l'allaitement, puisque alors les seins ont atteint leur développement maximum.

---

[1] Nous verrons plus loin que Van-Swieten la partage aussi.

[2] Pag. 39 et 40 de ce travail.

[3] Voir Gardien et Mourette. Gardien dit que la fièvre cesse lorsque le lait est formé (tom. III, pag. 265 et seq).

De plus, la seconde raison de Monteggia est excellente. On pourra lire dans les observations que je publie , celles de femmes qui étaient prises de fièvre au moment où elles cessaient d'allaiter.

§ VII. — A cette raison et à la première, on a objecté que l'allaitement n'empêche pas la fièvre de lait, et que certaines femmes n'ont pas de fièvre quoiqu'elles n'allaitent pas.

Ces objections sont basées sur des faits particuliers, sur l'idiosyncrasie de chaque femme et non sur une observation générale. Il peut parfaitement se faire :

a. D'une part, que la sécrétion lactée étant faible, la distension des seins à peine perceptible, ainsi que l'inflammation des conduits galactophores, la femme n'ait pas de fièvre de lait quoiqu'elle n'allaite pas. Cela arrive surtout chez les multipares et les femmes à fortes mamelles.

b D'autre part, que la sécrétion de lait étant abondante et difficile, malgré l'allaitement, produise une inflammation assez intense pour causer la fièvre. N'est-ce pas surtout ici qu'il faut tenir compte de l'idiosyncrasie de chacune, et remarquer que la susceptibilité morbide ou plutôt la prédisposition est essentiellement distincte de la capacité morbide[1] ? Toutes les femmes

---

[1] M. le professeur Jaumes; Leçons orales de Pathologie générale, 16 avril 1861.

accouchées sont capables d'avoir la fièvre de lait ; quelques-unes d'entre elles y sont prédisposées.

Il y a aussi une prédisposition générale en outre de la prédisposition particulière. La puerpéralité est une circonstance favorable à la production de phénomènes fébriles. C'est ce que Dionis exprime fort justement en disant : « Il faut considérer la femme accouchée comme une femme qui est dans un état de fièvre ou dans une disposition à l'avoir à tous moments [1]. »

Pour en finir avec la théorie de Monteggia, je dirai que sur 26 cas de fièvre de lait [2], j'ai trouvé 20 fois les seins douloureux ; sur 26 cas sans fièvre, 20 fois les seins indolores ; ce qui veut bien dire que la distension douloureuse des mamelles est pour quelque chose dans la pathogénie de la fièvre. J'ajoute que chez presque toutes les femmes qui ont eu la fièvre et les seins gonflés et douloureux, le frisson a coïncidé avec ces deux symptômes, tandis qu'il n'a jamais existé lorsque les seins étaient indolores.

IV.

LA FIÈVRE DE LAIT A POUR CAUSE L'ACRETÉ DU LAIT.

§ VII. — « S'il est doux et pur (le lait), dit Astruc, cette addition (au sang) ne produit rien de fâcheux. »

[1] Liv. IV, pag. 325.
[2] Tableau I.

Si le lait tourne à l'aigre, « son transport se fera avec frisson et fièvre plus ou moins grande, selon le degré de l'acidité [1]. »

§ VIII. — Cette explication n'est que théorique et ne repose sur aucune observation précise. Le lait est-il aigre lorsqu'il y a fièvre? Est-ce cette aigreur qui occasionne cette manifestation pathologique? Nous n'en savons absolument rien.

V.

LA FIÈVRE DE LAIT EST INDÉPENDANTE DE LA SÉCRÉTION LACTÉE.

§ IX. — « Winicker, dit Meissner [2], nie, à l'exemple de Van Swieten et Burserius, que les accidents de la fièvre de lait puissent dépendre de la sécrétion de ce liquide. »

Mourette, résumant les opinions de MM. Natalis Guillot, Depaul, Paul Dubois, donne les conclusions suivantes :

1° La fièvre de lait n'existe pas;

2° Celle qui s'établit n'a de commun avec la lactation que la simultanéité;

---

[1] *Loc. cit.* Voir aussi l'opinion de Pouteau, pag. 13 de ce travail

[2] Meissner; *Was hat......*, etc.

3º Loin que la fièvre soit nécessaire à la montée du lait, elle s'oppose généralement à son ascension, pour peu qu'elle soit intense ;

4° Si quelquefois la fièvre de lait s'est montrée sans autre cause appréciable que la révolution laiteuse, c'est une exception si rare qu'on doit à peine en tenir compte.

Mourette défend ensuite ses conclusions, et il se demande comment la sécrétion d'un liquide physiologique entraîne une fièvre. A cette objection, « qu'une sécrétion physiologique est temporaire, tandis que la sécrétion lactée se fait brusquement », il réplique : *« Le temps ne fait rien à l'affaire ;* en outre, les mamelles sont habituées à cette sécrétion, pendant la durée de la grossesse. »

Il ajoute enfin : « Si la fièvre était en rapport avec l'abondance du liquide, elle devrait être forte chez les femmes aux puissantes mamelles et faible chez les autres. Or, le contraire a lieu ; de plus, il y a quelquefois du lait avant la parturition. »

Zilles avait déjà cru établir l'indépendance de la fièvre et de la sécrétion du lait par les raisons suivantes :

1º Beaucoup de femmes ont du lait à la fin de la gestation sans éprouver de la fièvre;

2° D'autres n'ont de la fièvre qu'un jour ou deux après l'apparition du lait;

3° D'autres ont des mamelles douloureusement

tendues, l'enfant les vide ; il y a chaleur et sueur médiocres;

4° D'autres ont une sécrétion lactée normale et une fièvre intense ;

5° D'autres ont des frissons avant qu'il ne se forme du lait;

6° Le frisson commence ordinairement au moment où l'accouchée se porte le mieux.

§ X. — Je vais répondre d'abord aux raisons de Zilles :

1° Étant admis que, chez quelques femmes, l'arrivée du lait aux mamelles est très-facile, on comprend que chez elles la fièvre n'existe pas;

2° Il ne dit pas si, lorsque la fièvre vient deux ou trois jours après l'apparition du lait, elle ne peut pas être causée par une distension des mamelles ou toute autre circonstance anormale;

3° Ce rapport entre l'état des mamelles et le degré de la fièvre est vaguement établi;

4° Il peut se faire ici que la fièvre soit indépendante de la production du lait;

5° Que quelques femmes aient des frissons avant qu'il se forme du lait, cela prouve que la sécrétion a quelque peine à s'établir.

6° La sixième raison n'a aucune valeur, car la fièvre de lait peut débuter par un frisson au milieu d'une santé parfaite.

§ XI. — Je passe maintenant à l'opinion exprimée par Mourette et attribuée par lui à MM. Guillot, Depaul et Dubois. — Mourette dit que, loin que la fièvre soit nécessaire à la montée du lait, elle s'oppose généralement à son ascension, pour peu qu'elle soit intense.

Voici comment j'explique cette apparente singularité : ou bien la fièvre est assez forte pour tarir la sécrétion lactée et la troubler profondément, ou bien la fièvre, que Mourette a prise pour la cause, est un effet de la non-sécrétion du lait ou du trouble de cette sécrétion.

Le quatrième argument de Mourette est en contradiction formelle avec ce que j'ai observé.

Plus loin, il prétend que la sécrétion du lait étant un acte physiologique, ne peut produire de fièvre, malgré la rapidité de son établissement, parce que *le temps ne fait rien à l'affaire.* Cette citation un peu triviale n'est pas de mise dans le cas qui nous occupe. Je crois devoir conclure de mes observations que lorsque rien ne s'oppose à la production du lait, il n'y a pas fièvre ; tandis que si la sécrétion de ce liquide se fait difficilement, on remarque des phénomènes fébriles.

Enfin, Mourette émet l'opinion que la fièvre doit être plus violente lorsqu'il y a abondance de lait, et entre autres chez les femmes à fortes mamelles.

Je crois, au contraire, que, chez les femmes ainsi

constituées, la distension des conduits galactophores est plus facile. De plus, l'abondance de la production du lait ne prouve pas que celle-ci se fasse dans des conditions anormales et pathologiques susceptibles d'exciter la fièvre chez la nouvelle accouchée. Il y a enfin les raisons de prédisposition, que nous avons exposées en discutant la théorie de Monteggia.

VI.

L'ABONDANTE NOURRITURE CAUSE LA FIÈVRE.

§ XII. — Liebaut émet cette idée dans le passage que j'ai cité à l'article *Diète* du paragraphe TRAITEMENT.

Astruc, dont nous venons de rapporter plus haut l'opinion relative à l'acidité du lait, prétend que c'est la nourriture exagérée qui prédispose à cette acidité. Comme les femmes qui mangent beaucoup sont sujettes à des indigestions, le lait sera aigre, agira sur le sang, «comme agissent les levains fébriles des fièvres intermittentes, et en particulier celui de la fièvre quotidienne.»

Smellie parle aussi de cette cause, et il lui attribue une part dans la production de la fièvre, mais une part indirecte [1].

---

[1] Tom. I, pag. 434.

L'écart de régime est pris aussi en considération par Mattéï[1].

L'opinion de Rivière peut rentrer, à un certain point de vue, dans la même catégorie :

« *Si rite fluentibus lochiis febris oriatur, illa vel e bilioso humorum apparatu, vel ex dietæ erroribus provenit* [2].»

§ XIII. — Un mot de critique nous suffira pour combattre cette théorie. L'abondance de nourriture peut exciter une fièvre chez les nouvelles accouchées; mais cette fièvre, qui rentre dans la forme intestinale de Burns, n'est pas exclusive à l'état puerpéral.

VII.

LA FIÈVRE DE LAIT EST UNE LÉGÈRE FIÈVRE PUERPÉRALE.

§ XIV. — Burton recommande de soigner la fièvre de lait, parce que si on la néglige, elle peut se transformer en fièvre puerpérale. « L'état fébrile que les auteurs ont appelé fièvre de lait, dit Natalis Guillot, est à la fièvre puerpérale ce qu'est l'embarras gastrique le plus léger à la fièvre typhoïde [3].»

---

[1] Pag. 379.
[2] *Praxeos med.*, liv. XV, cap. XXIV, n° 6.
[3] Thèse de Mourette.

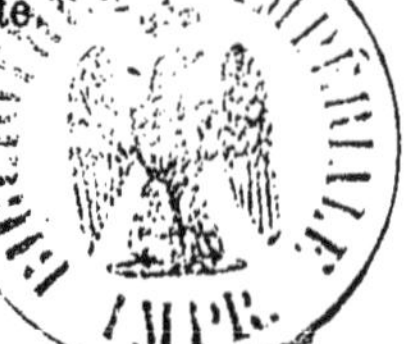

Pour Mourette, la fièvre de lait est *une miniature de la fièvre puerpérale*.

§ XV. — Puzos distingue trop bien la fièvre puerpérale de la fièvre de lait proprement dite, pour que je n'aie pas recours ici à sa logique : «Si c'est la fièvre qui annonce le dépôt, elle se déclare ou plus tôt ou plus tard que la fièvre de lait. Celle-ci est accompagnée de moiteur à la peau, de tension dans les mamelles et de mollesse du ventre; dans l'autre, au contraire, il y a sécheresse à la langue, altération, mal de tête, rêverie; la matrice est douloureuse à la pression[1]...»

Ceci est de la saine observation et du diagnostic solidement établi. J'ajouterai que, chez les huit femmes qui figurent au tableau de la fièvre puerpérale, dans le résumé de mes soixante observations, j'ai trouvé le plus souvent des caractères presque certains annonçant que la fièvre n'avait pas du tout le caractère bénin, mais prenait le sombre aspect de la fièvre puerpérale. Le mauvais état de la grossesse, les douleurs de la parturition, une sorte d'abattement profond leur succédant, la rapide apparition des symptômes fébriles et leur *facies* spécial permettaient de porter un pronostic fâcheux confirmé malheureusement toujours par l'examen nécroscopique.

Peut-être serait-ce ici le lieu, pour donner à cette

[1] Traité, pag. 368.

thèse le cachet d'un travail complet, d'entrer dans quelques détails sur l'idée que je me fais de la fièvre puerpérale ; mais de trop longs détails et de trop ardentes discussions seraient nécessaires ; et je recule, je l'avoue, devant des difficultés si considérables.

VIII.

LA FIÈVRE EST SYMPTOMATIQUE DES DÉSORDRES DE L'UTÉRUS.

§ XVI. — Van Swieten [1], l'un des premiers, au moins comme il résulte de nos recherches, a assimilé la fièvre de lait à la fièvre traumatique :

« Si jam phenomena vulneris, § 158 enumerata,
» conferantur cum illis quæ puerperis contingunt,
» omnia ad amussim quadrant ; quatenùs nempè loci
» affecti conditio et solutæ cohæsionis causa permittunt
» et sensibus detegi potest... Oculis quidem hæc distin-
» guere non possumus (les lésions utérines analogues à
» une plaie), sed videtur indè deduci posse, quia, ut in
» vulnere, ità et in puerperio, illo præcisè tempore
» febricula adest et pariter tertio, quartove, die seriùs
» vel ocyùs adest purulenti quid, imò quandoque omni
» dote verum pus, quod muco et humori transpiranti

---

[1] M. Benoît attribue (pag. 51 de sa thèse) à Wisemann la même opinion qu'à Van-Swieten. Toutes mes recherches pour trouver l'opinion de ce chirurgien ont été infructueuses.

» ex uteri et vaginæ superficie, mistum, quandoque
» aliquam diversitatem habet à bono pure, licet à simi-
» libus cum pure causis factum. Ubi autem pus in
» vulnere apparet, tunc rubor, calor, dolor, tumor, fe-
» bricula, etc... cessant, vel minuuntur. Eadem muta-
» tio in puerperis observatur.. *Videtur hinc valdè pro-*
» *babile esse, febriculam illam, quæ in puerperis lactea*
» *solet dici* NON TANTUM *a lacte ad mammas delato*
» *nasci, sed etiam a depuratione uteri per blandam talem*
» *et superficiariam suppurationem* [1]. »

Van Swieten attribue donc la fièvre de lait à la suppuration utérine, en supposant que l'accouchement
agit comme une cause traumatique, etc. Mais on remarquera sa restriction NON TANTUM. Cela indique que
pour Van Swieten la distension des mamelles peut, *elle
aussi*, être cause de fièvre. Il fallait donc chercher cette
opinion du savant commentateur de Boerhaave. Je l'ai
cherchée, et je l'ai trouvée à la page 539 du même
volume :

« Dum autem pabulum illud serosum lacteum, per
» uteri vasa, jam constricta magis exire non potens [2],
» ad mammas derivatur, oriuntur quædam in toto cor-
» pore turbæ, et nova occurrunt symptomata, quæ
» considerari merentur. Levis febricula simul plerum-

---

[1] Van Swieten ; Comment. de l'Aphorisme 1329 de Boerhaave,
pag. 536.

[2] Pour le dire en passant, Van Swieten admet la communication de la matrice avec les mamelles.

» que adesse solet, quam *lactariam* medici vocare
» consueverunt. »

Et Van Swieten décrit alors admirablement la véritable *fièvre de lait*, dont il fixe l'arrivée au deuxième ou
quatrième jour, et à laquelle il assigne tous les principaux symptômes que nous avons énumérés. C'est là
aussi qu'il prescrit l'allaitement douze heures après
l'accouchement. « Ipsa suctio facit, ut lac faciliùs in
» mammas derivetur et lactis eductio cavet, ne mammæ
» ultra modum distendantur. »

Junke s'exprime ainsi : « Puerpera tanquam vulne-
» rata merito considerantur quibus ex levissimis cau-
» sis febres accidere possunt [1]. »

Allde prétend que la fièvre est causée par les accouchements difficiles. Deleurye est de cet avis. C'est
une des causes pour Smellie, pour Winicker, pour
Mourette, qui la joint à l'hémorrhagie.

Matteï est un des plus ardents champions de cette
théorie. Pour lui, l'accouchement physiologique n'est
jamais suivi de fièvre [2], car la fièvre est un phénomène
de réaction ayant son siége principal dans le travail
de l'utérus ; elle est liée à une plaie et elle arrive,
comme dans les lésions traumatiques où il y a suppuration, quarante-huit heures après la lésion. « Il est

---

[1] Tom. I, tab. XV, pag. 67.
[2] Pag. 374.

probable, ajoute-t-il, que la muqueuse utérine *doit* être le siége d'une légère inflammation et de sécrétion purulente lorsqu'il y a fièvre... Quand il n'y a pas suppuration, il n'y a pas de fièvre, absolument comme dans les réunions immédiates» (pag. 376).

Lorsque le fœtus meurt, il y a fièvre deux jours après l'accouchement, et pourtant le placenta est décollé depuis longtemps.

Chaque fois qu'une femme donne le sein à son enfant, elle sent une contraction utérine. Si elle présente le sein trop tôt, il n'y a pas de fièvre, parce que la fluxion des seins l'emporte sur la fluxion utérine.

§ XVII. — Nous ne saurions trop répéter ici ce que nous avons dit déjà dans d'autres paragraphes, et surtout dans le précédent : si la fièvre prend un caractère autre que celui de la fièvre de lait, elle ne peut pas porter ce nom, et elle est essentiellement différente d'elle par ses causes et sa nature.

De plus, sur quelle base positive s'appuie cette opinion de Van Swieten, Cruveilhier[1], Matteï, etc.? Si la fièvre de lait est traumatique, elle devra survenir dans

[1] « Pour réparer une aussi vaste solution de continuité (celle de l'utérus après l'accouchement), une fièvre traumatique est nécessaire....; elle s'appelle *fièvre de lait*, parce qu'en vertu de lois aussi faciles à saisir dans leur but qu'impossibles à saisir dans leurs moyens, cette fièvre est accompagnée de sécrétion du lait dans les mamelles. » (Cruveilhier, Bullet. acad. de méd., tom. XXIII, pag. 544.; 1858.)

tous les cas , puisque toujours il y a traumatisme.
Si l'on admet qu'elle n'existe que lorsque l'utérus
suppure, il faut au moins le montrer et prouver que
la fièvre manque lorsque la matrice ne suppure pas.
M. Matteï dit que l'utérus *doit* suppurer dans le premier cas. L'utérus aurait grand tort de ne pas suppurer, mais je demande à voir cette suppuration.

M. Matteï ajoute que lorsque l'accouchement est
physiologique, il n'y a pas de fièvre. Je suis d'accord avec
lui, puisque la fièvre est pour moi un phénomène morbide, comme l'explique le nom qu'elle porte; mais je
ne suis guère avancé sur ce que le savant et original
auteur appelle accouchement non physiologique. Pré-
tend-il donner ce nom et celui de laborieux, à un travail de longue durée ? Mais alors les observations qui
sont à la fin de son Traité relatent presque toutes des cas
de travail long et difficile, et pourtant la fièvre de lait y
est à peine signalée deux ou trois fois! Qu'est-ce donc
que l'accouchement physiologique de M. Matteï?

M. Matteï prétend que lorsque le fœtus est déjà
mort, il y a fièvre deux jours après l'accouchement ;
mais il ne cite aucune observation à ce sujet. Or, tous
les auteurs ont remarqué que l'apparition de la fièvre
de lait pendant le dernier mois de la grossesse, était
une preuve de la mort du fœtus à quarante ou soixante
et douze heures avant. M. Matteï aurait dû, ce me
semble, admettre cette fièvre antépuerpérale, puisqu'il
dit que le placenta *est décollé* et que, par conséquent,

il y a traumatisme, c'est-à-dire occasion de fièvre.

Ce fait, qu'en allaitant son enfant de bonne heure la mère évite des contractions utérines douloureuses, démontre-t-il la nature traumatique de la fièvre de lait? En aucune façon : l'enfant, en tétant, dégage les mamelles et calme leur douleur tensive; il diminue d'autant les chances d'une fièvre de lait intense, et si à cet acte du nouveau-né correspond l'absence de coliques de matrice, ne peut-on pas l'expliquer par les lois ordinaires de la dérivation [1]?

IX.

LA FIÈVRE DE LAIT RECONNAIT DIVERSES CAUSES.

§ XVIII. — Winicker prétend que l'on peut expliquer la fièvre par la longueur du travail, une hémorrhagie, uné diète inopportune, un refroidissement, une émotion morale [2].

Pour Smellie, « la plupart des maux qui surviennent aux femmes après leur accouchement viennent de l'obstruction des lochies dans la matrice, ou de celles du lait dans les mamelles, accident qui vient

---

[1] Voir aux Arch. de méd., 1re série, tom. XVI, pag. 621, un cas curieux de cette dérivation, mais en sens contraire.

[2] Winicker, 62 N. A., 1 Bd, 1 St, § 145. *Vide etiam*, Meissner; *Was hat das…*, etc., tom. II, pag. 202, 203.

lui-même de tout ce qui peut occasionner la fièvre, comme le froid, un travail long, rude et pénible, manger quelque chose de trop difficile à digérer, etc. »

Mattéï répète à peu près ce qu'a dit Winicker : « La fièvre arrive par distension de la vessie ou du rectum ; quelquefois elle est la suite d'un caillot retenu, d'escarres à la vulve, d'écart de régime, de refroidissement, d'émotion [1]. »

Mourette cite parmi les causes de la fièvre de lait : les déchirures aux parties génitales, l'érosion du mamelon, les pertes de sang, la trop grande distension des mamelles, les inflammations de toutes sortes.

§ XIX. — Dans tous les cas que nous venons d'exposer, la fièvre qui survient n'est pas la fièvre de lait ; c'est un état fébrile accidentel et de caractères très-divers, par suite de la diversité des causes qui lui ont donné naissance ; je n'en ai, du reste, remarqué aucun exemple bien net dans mes 60 observations.

X.

LA FIÈVRE N'EXISTE PAS.

§ XX. — « On sera peut-être surpris, dit Levret, que je mette en question la dénomination de fièvre de

[1] Pag. 379.

lait, question qui semble être décidée depuis les siècles les plus reculés, et que je la place en cet endroit
comme hors d'œuvre. En cas qu'on se forme cette idée
sur cet objet, on ne tardera pas à connaître les raisons
que j'ai eues pour prendre ce parti. Je vais commen-
cer par la question que je mets en problème. Par le
mot générique de *fièvre,* on a entendu de tout temps un
état contre-nature et par conséquent nuisible au sujet
qui en est affecté. Ce qu'on a nommé fièvre de lait est
un état naturel à ces mêmes sortes de couches [1]. »

§ XXI. — Je laisse la parole à Chambon : « En
parlant ainsi, Levret ne réfléchissait pas que ses propres écrits offrent des observations qui prouvent que
cet état a été nuisible *aux sujets qui en étaient affec-
tées,* quoiqu'il fût *une suite de couches;* il a rarement lieu
sans un grand trouble, il est accompagné d'inflammations fréquentes, etc... Or, en cela, on ne peut assu-
rément méconnaître *un état contre-nature.* D'ailleurs,
la sécrétion du lait est une sorte de crise par laquelle
le système vasculaire tend à assimiler au sang la matière laiteuse qui a séjourné dans les membranes et
les viscères du bas-ventre. Cette crise a besoin d'un
effort, et cet effort consiste dans le mouvement fébrile,
que Levret avoue plus loin être reconnaissable par l'altération du pouls chez les femmes même dont les cou-

---

[1] Essai sur l'abus des règles générales, art. VIII, pag. 251.

ches sont le plus exemples d'accidents étrangers à la naissance du fœtus [1]. »

Cette élévation du pouls à laquelle Chambon fait allusion , Levret l'explique d'une façon bien cavalière : « On dit qu'il y a de la sueur et de l'élévation du pouls comme s'il y avait fièvre. A cela je répondrai que toutes les fois que l'on sue, on a le pouls élevé sans avoir de la fièvre... Le mot *fièvre de lait* est aussi mal placé que si l'on voulait dire *fièvre de sueur*[2]. »

Voilà ce qui est de la polémique expéditive! J'aurais voulu voir dans Levret une définition de la fièvre ; c'eût été bien original.

Dans l'analyse détaillée des opinions de MM. Guillot, Dubois et Depaul , donnée plus haut, on peut voir que ces médecins sont de l'avis de Levret. Pour eux, il n'y a pas fièvre de lait.

Moreau, cité par Mourette, dit que la fièvre de lait mérite à peine ce nom.

M. Pajot, dans les remarquables leçons qu'il a faites le semestre dernier à la Clinique d'accouchement de la Faculté de Paris, appréciant d'une façon originale les opinions extrêmes des auteurs sur la fièvre de lait, s'écrie qu'il n'est de l'avis, « ni de ceux qui pensent qu'elle survient toujours, ni de ceux qui croient qu'elle n'existe jamais [3].

[1] Tom. II, pag. 63 et seq.
[2] Loc. cit., *ead.*, pag.
[3] Gazette des hôpitaux, 11 mars 1862, pag. 114.

XI.

LA FIÈVRE DE LAIT EST UN ACTE PHYSIOLOGIQUE.

§ XXII. —Levret prétend que toujours la sécrétion lactée se fait tranquillement, sans fièvre, puisque, comme nous l'avons vu plus haut, il nie que la chaleur, la sueur observées par tous constituent une fièvre.

Je peux donc dire qu'il a poussé à l'exagération l'explication physiologique, sinon de la fièvre de lait puisqu'il la repousse, au moins de la sécrétion de ce liquide.

Schmidtmüller[1] dit que « la sécrétion du lait est une fonction naturelle, et que par conséquent elle ne peut pas s'effectuer avec fièvre. »

Carus, toujours d'après Meissner, car je n'ai pas eu la faculté de remonter aux sources originales : « attribue la fièvre de lait à une augmentation d'excitabilité des systèmes vasculaires et nerveux accompagnant tout changement notable de l'organisme, ce qui explique aussi pourquoi les jeunes filles à l'époque de la puberté sont plus portées aux mouvements fébriles (*Wesshalb auch das Madchen bein Eintritt der Pu-*

[1] Meissner ; *Was hat,* etc.,

bertat reizbarer und zu Fieberbewegungen geneigter sey[1].)»

Buckheim[2] est du même avis ; Meissner[3] admet cette cause chez les femmes très-irritables.

§ XXIII. — Cette théorie rentre en grande partie dans celle à laquelle je me rattache ; cependant je ne dois point la laisser passer sans quelques remarques qui feront mieux comprendre ce que je pense moi-même.

La fièvre de lait, avec les caractères que je lui assignerai : frissons, pouls fréquent et plein, tension douloureuse des seins, céphalalgie, etc..., ne peut pas être considérée comme un acte physiologique, puisqu'elle manque dans un grand nombre de cas ; ne vaut-il pas mieux admettre qu'ordinairement l'établissement de la fonction sécrétoire du lait se fait tranquillement et sans réaction, tandis que dans quelques cas pathologiques à un faible degré, ou plutôt idiosyncrasiques que pathologiques, la fonction dont je parle s'établit d'une façon anormale et produit des phénomènes tant soit peu morbides ?

La menstruation, qui est une fonction naturelle, me paraît sous ce rapport devoir être comparée à la fonc-

---

1 Meissner, *loc. cit.*,
2 *Id.*
3 *Id.*

tion lactigène : elle se fait le plus souvent sans bruit ; d'autres fois elle éveille dans un organisme prédisposé des réactions plus ou moins énergiques et dans quelques cas fort graves.

XII.

RÉSUMÉ.

§ XXIV. — Si j'ai réussi à traduire fidèlement la pensée qui me guide dans ce travail, et si l'on a apprécié les remarques que m'ont suggérées chacune des théories que j'ai exposées, on aura trouvé épars les éléments de mon opinion sur la fièvre de lait. Il ne me reste donc plus qu'à relier en un faisceau ces arguments, pour formuler mon opinion elle-même.

Mais il importe de tracer d'abord une rapide description de la fièvre de lait.

La fièvre de lait existe à peu près chez la moitié des nouvelles accouchées et débute généralement de la quarantième à la soixantième heure. Elle est souvent annoncée par un frisson plus ou moins violent et plus ou moins prolongé, suivi de chaleur et de sueur. Les seins sont la plupart du temps douloureux, tendus, et l'inflammation se propage jusqu'aux aisselles. L'accouchée a une céphalalgie plus ou moins vive, de la soif, la face rouge, la peau chaude et moite ; le pouls bat de 80 à 100 pulsations, quelquefois un peu plus.

Ces symptômes cessent le premier ou le deuxième jour de la venue de la fièvre, et ne paraissent pas influencés par l'allaitement.

Le traitement qui semble le mieux convenir à cet état consiste en repos absolu, boissons délayantes, application de cataplasmes chauds sur les seins, suspension de ceux-ci par un bandage convenable.

§ XXV.— Étant écartées la prétendue lésion traumatique de l'utérus, l'existence hypothétique d'une communication entre les mamelles et la matrice, et la possibilité du reflux dans le sang, soit des lochies, soit du lait, il convient, en raison de la coïncidence de la sécrétion lactée avec la fièvre, d'admettre que ces deux phénomènes sont essentiellement liés l'un à l'autre.

Je crois que, dans beaucoup de cas et lorsque aucune idiosyncrasie ne vient changer la scène physiologique, la sécrétion du lait se fait peu à peu et sans secousses, et qu'elle ne se manifeste point à l'attention de l'observateur. L'effort de la nature pour favoriser la production et la sortie du lait, qui sont la véritable crise de ce mouvement fluxionnaire, ne trouvant pas d'obstacle sur son chemin, ne produit dans l'organisme aucun désordre. D'un autre côté, il arrive que, chez quelques femmes prédisposées, les primipares et les femmes vigoureuses et irritables, la fonction lactigène a quelque difficulté à s'établir et appelle à son secours une force nouvelle, force extra-hygide dont la fièvre est la manifestation.

Revenant sur la comparaison de la fonction lactigène avec la fonction cataméniale, je ferai remarquer
que la fièvre menstruelle est bien plus fréquente, au
dire de nombreux observateurs, chez les jeunes filles
fortes et sanguines et de bonne heure réglées, et qu'il
y a, sous ce rapport, une analogie de plus entre la
menstruation difficile et la fièvre des accouchées.

QUATRIÈME PARTIE

Sources Bibliographiques

SOURCES BIBLIOGRAPHIQUES [1]

---

*Novi veteribus non opponendi sed
perpetuo jungendi fœdere.*
BAGLIVI.

Avant le XVII⁰ siècle.

HIPPOCRATE. Trad. de Littré ; 10 vol. Paris, 1839-60.

GALIEN. Trad. de Daremberg ; 2 vol. Paris, 1854-58.

AETIUS. Medici græci contractæ ex veteribus, etc. ; in-fol. Basileæ, 1542.

SERAPION. Practica (IX siècle). 1525.

---

[1] Nous n'avons pas consulté tous les ouvrages que nous allons énumérer ; mais nous avons eu recours à la moitié au moins, c'est-à-dire à tous ceux que nous avons eus à notre disposition. Si nous avons donné une si longue liste, c'est que ceux qui voudront creuser après nous le sujet que nous avons ébauché, pourront sans peine établir leurs recherches. Nous avons éprouvé trop de difficultés dans les nôtres, pour ne pas préparer à nos successeurs une voie plus facile et plus dégagée. De plus, le renvoi à la fin de ce travail, de ces indications bibliographiques complètes, allégera d'autant le corps même de notre thèse.

GYNÆCIORUM, sive de mulierum affectibus commentarii græcorum, latinorum, barbarorum, iam olim et nunc recens editorum.

In tres tomos digest. et necessariis passim imaginibus illustrati. Basileæ, per Conradum Waldkirch; clɔ lɔxxcvi, contenant les travaux de :

Felix Plater, Moschion, Cléopâtre, Priscianus, Trotula, Nicolas Roché, L. Bonaciolus, J. Sylvius, J. Rueff, H. Mercurialis, J.-B. Moutan, Trincatellius, All. Button, J. Lebon, Ambroise Paré, Guillemeau, Albucasis, François Rousset.

RHAZES (IX siècle). Opera; ed. de Channing. London, 1766.

AVICENNE (XI siècle). Opera omnia; in-folio. Basileæ, 1556.

GUY DE CHAULIAC. Grande chirurgie. Rouen, 1649.

REINERUS SOLENANDER. Consilia medicinalia. Francfort, 1596.

ORIBASE. Opera omnia. Paris, 1555.

C. GESNER. De lacte operibusque lactariis. Tiguri, 1541.

MERCURII. La commare oriccogli trice; in-4º. Moncelese, 1600.

MARINELLO. La medicine partinenti all. inferm. delle donne. Venetia, 1574.

RHODION. De partu hominis; petit in-8º, 1552, trad. de Bienassis. (Divers travaux et enfant., 1536.)

THRÉSOR des remèdes secrets pour les maladies des femmes; in-12. 1587.

AMBROISE PARÉ. Edition de Malgaigne; 3 vol. 1840.

XVIIᵉ siècle.

DULAURENS. Les œuvres recueillies et traduites par Gelée. Paris, 1603.

FONTANUS. Syntagma medicum de morbis mulierum. 1645.

CARANZA. Tract. novus de partu naturali. 1630.

SENNERT. Opera medica. Lugduni, 1676.

Pauli Zacchiæ Medicinæ doctoris, quæstiones medico-legales; in-fol. Amstelod., 1651.

Miner. Del parte humano. 1638.

Louise Bourgeois. Stérilité, perte de fruits, fécondité, etc. 1608.

Chamberlain. Practice of midwifery. London, 1665.

Fernel. Opera medica. Genève, 1679-80.

Herlicius. De curationibus gravidarum, puerperarum, etc. Stettin, 1618.

Willis. Tractatus de febribus, in Opera omnia. Lugduni, 1676.

Ettmüller. Nouveaux instituts de médecine. 1693.

Nicolas Culpeper. A directory for midwives (étudiant de Londres). Londres.

Sever Pinœus. De virginitatis notis, graviditate et partu, etc. Leyde, 1640.

Bartholinus. Expositio veteris in puerperio ritus; in-12. Romæ, 1677.

Liebaut. Trois livres appartenant aux infirmités et maladies des femmes (pris du latin). Rouen, 1609.

Guillemeau. De la grossesse et de l'accouchement des femmes. Paris, 1598.

Saint-Germain. Eschole des sages-femmes. Paris, 1650.

Mauriceau. Maladies des femmes grosses; 2 vol. in-4o. 1668.

Viardel. Observations sur la pratique des accouchements, 2e édition. 1674.

Fournier. L'accoucheur méthodique qui enseigne la manière d'opérer pour tous les accouchements. Paris, 1676.

Fabrice d'Aquapendente OEuvres chirurgicales; in-12. Lyon, 1549.

Portal. La pratique des accouchements; in-4o. Paris, 1682.

Peu. La pratique des accouchements. 1694.

Fabrice de Hilden. Opera observationum et curationum, etc.; in-fol. Francofurti, 1663.

Willoughby. Manuscrit. 1670.

Thompson. The compleat midwif. praet. Londres, 1660.

Everard. Traité des accouchements. Id.

Roderic a Castro. De universa muliebrium morborum; in-4°. Colonia, 1689.

Gottofredius Welshius. Leipzig, 1655.

XVIII° siècle.

Première période.

Les dames de la Marche. Instructions familières qu'une sage-femme doit savoir. 1717.

Amand. Nouvelles observations sur la pratique des accouchements. 1713.

Dionis. Traité général des accouchements. 1718.

Hugo. De regimine puerperarum; dissert. Iéna, 1720.

Delamotte. Traité complet des accouchements; in-4°. 1721 et 1765.

Hoendler. Cura gravidarum et puerperarum. Wittenberg, 1723.

Puzos. Traité général des accouchements, publié par Morizot Deslandes; in-4°. 1759.

Palfin. Description des parties de la femme; in-4°. 1708.

Deventer. Observations sur le manuel des accouchements, 1701. Trad. de Buhier. Paris, 1734.

Schmidt. De puerperarum regimine. Altorf, 1730.

Maubray. Midwifery brought to perfect. by manual oper. London, 1723-25.

Harfurt. De dieta puerperarum. Halle-Magdebourg, 1733.

Chapman. Improv. of midwif. London, 1759.

Hirschfeld. De puerperarum valetudine, 1733. Thèses de Strasbourg.

Giffard. Cases of midwifery, etc. London, 1734.

Gebauer. De puerperio, etc. Halle-Magdebourg, 1739.

Dawkes. The true knowledges of the art of midwif. London, 1736.

Saernow. De regimine gravidarum. Wittenberg, 1737.

Mammingham. Artis obstetr. compendium, trad. de Boehmer; in-4°. 1746.

Oulde. A treatise of midwifery, etc. Dublin, 1742.

Heister. Institutiones chirurgicæ. Amsterdam; 2 vol. in-4°. 1739.

Douglas. A short account of the success of midwif. London, 1736.

Hecquet. De l'obligation aux mères de nourrir leurs enfants. 1744.

Allde. Dissert. de fallaciis in febre lactea, etc. Halle, 1743.

Wolsterdorf. Dissert. de febre lactea puerperarum. Halle, 1741, attribué à tort à Boehmer par Plouquet.

Sarah Stone. Complet. pract. of midwif. Lond., 1737.

Goelicke. Dissert. de febre lactea. Francfort, 1738.

Id. Institutiones medicæ secundum principi mecan. organ. reformatæ. Francfort, 1735.

Shaw. A new practice of physic.; in-8°. 1738.

Freind. Opera omnia. Paris, 1735.

Nannoni. Trattato chirurgico delle mallattie delle mammelle. Florence, 1746.

Deuxième période.

Thebesii Hebammenkunst; in-12. Liegnitz, 1759.

Mme Nihel. The art of midwif. London, 1760.

DAVID. Dissertat. sur le lait des femmes, couronnée en 1762 par la Societé de Harlem.

VALLI. Trattato del parto naturali. 1767.

VESPA. Tratt. della arte obstetr. 1760.

LEFEBURE. Manuel des femmes enceintes. 1777.

RAZOUX. Dissert. sur une fièvre laiteuse, par Razoux, médecin de Montpellier, *in* Journal de médecine de Roux, tom. xxxvii, pag. 521. 1772.

BICHET. Observ. sur l'art des accouch.; in-12. Paris, 1758.

EXTON. System of midwif. London, 1751.

PUGH. A treatise of midwif. 1754.

HAMILTON. Practice of midwif. 1766.

TOLVER. The present state of midwif. to Paris, etc. 1770.

TANARON. L'obstetr. ovvero l'arte di racoglieri i parti, etc. 1768-74.

TRANQUILLINI. Compendio d'arte obst. 1770.

GASTELLIER. Traité de la fièvre miliaire des femmes en couches, couronné par la Faculté de Paris, par Gastellier, docteur en médecine, avocat au Parlement. Montargis, 1779.

HALPITIUS. De febre lochiali. Leipzig, 1755.

Mme COUTENCEAU. Instruction sommaire théor. et prat. des accouch. 1798.

BURSERIUS. Institutiones med. prat.; 4 vol. Lipsiæ, 1787.

HEUCKEL's Abhandlung von der Geburtshülfe ; 1 vol. in-12. Berlin, 1770.

MESNARD. Guide des accoucheurs. Rouen, 1745-53.

RAULIN. Traité des mal. de femmes en couches; in-12. 1759.

LEVRET. Accouchem. laborieux. Paris, 1747-80.

Idem. Essai sur l'abus des règles générales. 1766.

BARBAUT. Cours d'accouch. en faveur des étudiants. 1775.

DELEURYE fils. Traité des accouchements en faveur des élèves. 1770.

Deleurye. La mère selon le vœu de la nature; in-12. 1772.

De Préau. Thèses de Paris, 1785.

Leboursier du Coudray. Abrégé de l'art des accouchem. Chalons-sur-Marne, 1773.

Smellie. On the theor. and pract. of midwif. 1752; trad. par Preville. Paris, 1771.

Burton. New syst. of midwif. 1751-58; trad. par Lemoine. Paris, 1771.

Bordeu. Recherches anatomiques sur les glandes. Paris, 1752.

Roederer. Elem. art. obst. 1780; trad. 1795.

Plenk. Elem. art. obst. 1753; trad. 1765.

Stein. L'art d'accoucher, 1770-1805; trad. de Briot; Paris, 1804, et de Monteggia; Venise, 1800.

De Haen. Ratio medendi; 14 vol. Vendabone, 1757-79.

Sauvages. Nosologia methodica; 5 vol. in-8°. Amstelod. 1768.

Hulme. Treatise of puerperal fever. 1772.

Ermering. Dissertatio. Lugduni Batavorum, 1782.

Pouteau. OEuvres posthumes; 5 vol. Paris, 1783.

Ichner. Obs. med. p. febr. puerper., etc. Manheim, 1787.

Mylius. In Salzb. med. chir. Zeitung. 1798, II B., pag. 204.

Muller. Diss. de febre lactea. Aug. Trevisanus, 1782. Doerning, I, pag. 142.

G. Van Swieten. Commentaria in Hermanni Boerhaave aphorismos; tom. IV. Paris, 1765.

Stahl. OEuvres complètes, édit. de Blondin. Paris, 1858.

Christophe Dupuy. Dissert. de balneis ante, in et post partum. Thèses Argent., 1778.

Gaubius. Institutiones pathologiæ. Leyde, 1781.

Ludovicus Mercatus. De mulierum affectibus.

Sylvestre. Progymnasma med. prat. de metastas. lactis

quod, Deo duce et auspice Deo, in Apollinis sano tueri conabitur pro medica laurea autor. Thèses de Montpellier, 1781.

Gazette de santé, année 1777, nº 41 ;—1779, nº 29.

Villiers. Méd. prat. de Londres. 1779.

Osiander. Tabellarisches Verzeichniss aller in der Königl. Entbindungsanstalt zu Göttingen, von 1751-62 vorgefallenen Geburten. Götting, 1795.

Ehrhart. Sammlung von Beobachtungen und Geburtshülfe. Francfort, 1775.

Johnsons Neues System der Entbindungskunst (trad de l'anglais). Leipzig, 1782.

Troisième période.

Berendt. Diss. de lactis metastasibus. Gœttingue, 1780.

Jacobs. École pratique des accouchements. Gand, 1785.

Osiander. Denkwürdigkeiten für die Heilkunde u. Geburtshülfe, 1794-95, 1797-99.

Stoll. Ratio medendi; 7 vol. Vienne, 1785.

Voigtel. Fragmenta semeiologiæ obstetriciæ; in-4º. Hallæ, 1792.

Loschge. De medicina obstetrica. Leipzig, 1785.

Gessner. Découvertes les plus modernes en médecine. 1782.

Doulcet. Mémoire sur une maladie qui a attaqué les femmes en couches. 1782.

Doublet. Remarques sur la fièvre puerpérale; petit in-8º de 70 pages. 1785.

Osiander. Annalen der Entbindungs-Lehranstalt auf der Univers. Gœttingen, 1800.

Sue. Essais historiques littéraires et critiques sur l'art des accouchements; 2 vol. in-8º. Paris, 1799.

Petit. Mal. des femmes et des enfants nouveau-nés. 1800.

Astruc. L'art d'accoucher réd. à ses principes ; malad. des femmes, tom. V. 1771..

Dufot (élève de Solayrès). Sur l'art des accouchem.; in-12. Soissons, 1775.

Gilles de la Tourrette. Art des accouchem.; 2 vol. in-12. Angers, 1787.

Baudelocque. Art des accouchements, 3e édit. 1796.

Goubellys. Connais. nécessaires sur la grossesse, etc.; 2 vol. in-12. 1785.

Lebas. Art d'accoucher. 1779.

White. Avis aux femmes enceintes. Traduction, 1774.

A. Leroy. Hist. natur. de la grossesse et de l'accouchem. 1787.

Idem. La pratique des accouchements. 1776.

Lambin. Manuel des accouch. prat. 1799.

Bodin. Essai sur les accouch. 1797.

Berdot. Abrégé de l'art d'accoucher. 1774.

Icart. Leçons prat. sur l'art des accouch. Castres, 1784.

Éloy. Cours d'accouch. en 40 leçons. Montpellier, 1775.

Larray. Réflexions sur l'art des accouch. Nimes, 1799.

Noé. Précis de prat. du manuel des accouch. 1792.

Télenge. Cours d'accouchem. en forme de catéchisme. 1776.

Feder. De cura et regimine parturientium. Gœttingen, 1791.

Schlegel. Sylloge operum minorum præstantiorum ad artem obstetricam spectantium; 2 vol. in-8º. Lipsiæ, 1796.

Vidart. Arte de partear. Madrid, 1785.

Novas. Elementos de la arte de partear. Madrid, 1799.

Ballexterd. Dissertation sur l'éducation physique des enfants. Paris, 1780.

G.-F. Rust. De nonnulis lactis et mammarum vitiis post puerperium. Gœttingue, 1784.

Bush. Lucina oder Magazin für Geburtshelfer. Francfort, 1787.

LEAKE. Practical remarks on the various diseases of pregnant and lying women. London, 1780 (?).

BODIN. Essai sur les accouchements; in-8o. Paris, an v.

FISHER. Bemerkungen über die englische Geburtshülfe. Götting., 1797.

WIGAND. Beitræge zur theoret-med. prakt. Geburtshülfe. 1798-1808.

RÖMER. Annalen der Geburtshülfe, etc. Winterth., 1793.

SCHWEIKHARD's Magazin für Geburtshelfer. Francfurt u. Leipzig, 1794.

VOGLER. Erfahrungen über Geburt und Geburtshülfe. Marburg, 1797.

DENMAN. An introduction to the practice of midwif., etc., 1787. Trad. en mauvais français par Kluyskens.

HAMILTON. Outlines on the theory and pract. of midwif. 1783.

AITKEN. Princip. of midwif. London, 1784-1785.

SIMS. Princip. and pract. of midwif. 1781.

DEASE. Observ. in midwif. Dublin, 1783.

BLAND. Observ. on hum. and comparative parturition. 1794.

LEAKE. Introd. to the theory and pract. of midwif. 1787.

MOORE. Elem. of midwif. 1781.

PERFECT. Cases of midwif. 1787.

SPENCE. System. of midwif. 1787.

ROEMER. Partus naturalis brevis expositio. Gœttingue, 1786.

NANNONI. Tratt. di obstetr. Siena, 1786.

NESSI. Arte obstet. teorico pratica. 1779-90.

MORANDI. Trattat. univ. de parti. Venezia, 1788.

GALLEOTI. L'obstetr. pratic. 1787.

ASDRUBALI. Elem. di obstet. Roma, 1795-97; Napoli, 1811.

SAXTORPH. Élem. de l'art des accouchem. 1783-1801.

BALME. Observ. sur une fièvre de lait hectique. Journal de

médecine de Roux, septembre 1790, tom. LXXXIV, pag. 359.

FLAMANT. Tableau synopt. des accouch. Strasbourg, 1796.

XIXᵉ siècle.

Première période.

BARD. Compend. of theor. and pract. of midwif. New-York, 1815.

RICHTER. Synopsis praxis medico obstetr. Moscou, 1810.

SAXTORPH. Élém. de l'art des accouchements. 1801.

OSIANDER. Handbuch der Entbindungskunst. Tubingue, 1819-32.

MENDE. Ausführliches Handbuch der gerichtlichen Med., etc. Gœttingue, 1819.

JÖRG. Handbuch der Geburt. 1807-20.

FRORIEP. Theoret. prakt. Handb. der Geburt. 1814-28.

CHAMBON. Traité des maladies des femmes, filles et enfants; 10 vol., an VII, tom. XI.

VIGAROUS. Cours élémentaire des maladies des femmes; 2 vol. 1801.

LEBOURGEOIS. Dissert. sur la fièvre de lait. Thèses de Paris nᵒ 145; an XII.

ZILLES. Dissert. sur la nature de la fièvre de lait. Thèses de Strasbourg; 5 fructidor an VIII.

DÉSORMEAUX. Articles Couches et Lactation du Diction. de médec., ou Répert. général, pag. 191.

MONTEGGIA. Instituzione chirurgiche. Milan, 1802 tom. I.

Id. Trad. de Stein.

SCHAMBERGER. Diss. de causis febris lacteæ hactenus dubiis. Francofurti, 1805.

TISSOT. Avis au peuple sur sa santé; 2 vol. Paris, 1803.

Mᵉ LEREBOURS. Avis aux mères qui veulent nourrir leurs enfants. Paris, an VII.

Millot. Suppl. à tous les traités d'accouchements. 1809.

Buchan. Médecine domestique ; trad. française, t. V. 1802.

Sprengel. Institut. medicæ (Pathol. génér.). Amstel., 1816.

Tommasini. Recherches patholog. sur la fièvre de Livourne. 1812.

Vagneri Comment. de feminarum in graviditate metastasibus. Brunswick, 1816.

Sacombe. Lucine française. 1802.

Capuron. Cours théorique et pratique des accouchements. 1828.

Id. Traité des maladies des femmes ; 2e édit. 1817.

Gardien. Traité complet des accouchements. 4 vol. 5e édit. 1823.

Mme Boivin. Mémorial de l'art des accouch.; 4e édit. 1836.

Dufay. Essai sur la théorie et la prat. des accouch. 1811.

Morlanne. Journ. des accouch. ; 2 vol. An XII et XIII.

Schweighæuser. Archives de l'art des accouchem; 2 vol. 1801-2.

Fournier. Dictionnaire en 60 vol., tom. XV, pag. 577.

Osiander. Grundriss der Entbindungskunst. Göttingen, 1802.

Jouard. Nouvel essai sur la Femme. Paris, an XII.

Josephi. Lehrbuch der Hebammenkunst. 2e édit.; in-8°. Rostock, 1812.

Jungman. Lehrbuch der Geburtshülfe. Prague, 1812.

Schmidtmueller. Handbuch der medicinischen Geburtshülfe. Landshut, 1812.

Senff. Lehrbuch der Hebammenkunst. Halle, 1812.

Siebold. Lehrbuch der theoretisch-praktischen Entbindungskunde. Würzbourg, 1812.

Journal de Sédillot. 1815, tom. LIV, pag. 239.

Idem. 1814, tom. LI, pag. 157.

Idem. 1813, tom. XLVIII, pag. 320.

Textor. Der neue Chiron, eine Zeitschrift für Wundarznei-kunst und Geburtshülfe. Sultzbach, 1820.

Schmidtmueller. Jahrburg der Geburtshülfe. Erlangen, 1807.

Gumprecht und Wigand. Hamburgisches Magazin für die Geburtshülfe. Hambourg, 1807-1808.

Geneeskundige mengelingen entgegeven van wegen het Genootshap arti salutiferæ te. Amsterdam, door A. de Lemon, J.-W. Kishner, F. van der Breggen, etc.

Bernstein. Zusaetze zum praktischen Handbuche der Ge-burtshülfe, etc. Leipzig, 1803.

Bigeschi. Elementi di obstetrica. Firenze, 1819, in-8°.

Chiappari. La levatrice moderna di Orazio Valota; in-8°. Milano, 1804.

Joerg. Anleitung zu einer rationellen Geburtshülfe, etc.; in-8°. Leipzig, 1818.

Sacombe. Observat. sur la grossesse; in-8°. Paris, an xii.

Tommazini. Lezione critiche de fisilogia et pathologia; 3 vol. Parma, 1803.

Gazette de santé. 1808, 11 juin; 1809, 11 et 21 juillet; 1807, n° B.

Marie de Saint-Ursin. L'ami des femmes, ou Lettres d'un médecin, etc. Paris, an xii.

Siebold's Lucina, eine Zeitschrift zur Vervollkomnung der Entbindungskunst (Journal pour les progrès de l'art des ac-couchements). Leipzig et Marburg, 1802-1811.

Camper's Vermischte Schriften, die Arznei, Wundarznei und Entbindungskunst betreffend (Mélanges relatifs à la médecine, à la chirurgie et aux accouchements). Lingen, 1801.

Stark's Archiven für die Gebursthülfe, etc. Iena. 1787-97 et 1798-1805.

Herder's. Diagnostisch praktische Beiträge zur Erweiterung der Geburtshülfe. Leipzig, 1805.

Loder's Journal für die chirurg. Geburtshülfe, etc. Iena, 1801-1804.

Deuxième période.

Hoffmann. Manuel pour les sages-femmes. Genève, 1824.

Bongiovani. Obstetricia teorica e pratica; 2e édit. 1826.

Rieke. Beiträge zur Geburtsh. topog. Munich, 1827 (Analyse de 220 000 cas d'accouch).

Meissner. Was hat das neunzehnte Jahrhundert für die Erkenntniss und Heilung der Frauenzimmerkrankheiten gethan? Leipzig, 1826, tom. II.

Carus. Lehrbuch der gynœkologie. Leipzig, 1820-28.

Bush. Lehrbuch der Geburtsh. Marburg, 1835.

Amard. Associat. intellect., suivie d'une cliniq sur les mal. des femmes en couches; 2 vol. 1821.

Chaussier. Considér. sur les soins à donner aux femmes grosses. Paris, 1827.

West. Des mal. inflamm. des femmes en couches. 1825.

Vonderzand. Consid. prat. sur les maladies des femmes en couches. Anvers, 1821.

Peghoux. Essai sur la fièvre de lait. Thèses de Montpellier, n° 53, 1822.

Roussel. Syst. phys. et moral de la femme ; 7e édit. 1820.

Schweighæuser. La pratiq. des accouch. Strasbourg, 1836.

Lefranc. Dissert. sur la lactation. Thèses de Paris, n° 6, 1820.

Maygrier. Nouvelles démonstrations d'accouchements, avec planches. 1822-28.

Moulin. Cours prat. d'accouchements. 1821.

Lebreton. Tables optomatiques. 1820.

Mme Lachapelle. La pratique des accouch.; 4 vol. 1821-25.

Dugès. Manuel d'obstétrique. 1826-30.

Hatin. Cours complet d'accouchements. 1832.

Rémy. Éléments de l'art des accouchem. Reims, 1821.

Chevreul (d'Angers). Précis de l'art des accouch. 1826.

Horner. Compend. syst. of midwif. 1824.

Dewees. A Compend. syst. of midwif. London, 1825.

Ryan. Compend. of gynœcol. London, 1831.

Jewel. Lond. pract. of midwif. 1833, 6e édit.

Lee. Diseases of women. London, 1833.

Maunsell. Dublin pract. of midwif. London, 1834.

Conquest. Outlines of midwif. 1820.

Douglas. Cases in midwif. 1821.

Barlow. Essais on surg. and. midwif. 1822.

Campbell. Introd. to the study of midwif. 1833.

Blundwell. The princip. of obstetricy. 1834.

Mazzoni. Statistica. obst. di Santa-Maria. 1832.

Velpeau. Traité complet de l'art des accouch.; 2e édit. 1835.

Fr. Boyer. Considér. générales sur la fièvre de lait. Thèses de Paris, 1834, n° 189.

West. Thèse pour la chaire de Physiologie. Paris, 1835.

Stein. Annalen der Geburtshülfe überhaupt und der Entbindungsanstalt zu Marburg insbesondere. Marburg.

Bereicherungen für die Geburtshülfe, für die Physiolog. u. Pathol. etc., von Chouland, Haase, Kutsner und Meissner.

Reisinger, Baïer's Annalen für Abhandlungen, Erfindungen und Beobachtungen aus dem Gebiete der chirurg. Augenkrank. und Geburtsh. Sultzbach, 1825.

Robert-Colins. A practical treatise on midwifery (renfermant 16 654 cas). London, 1835.

Robert Gooch. A practical compendium of midwifery. London, 1831.

Reid. Manual of practical midwifery. London, 1836.

P. Dubois. Journal de médecine et de chirurgie pratiques; 1838, pag. 74-75.

Burns. Traité d'accouchement, traduit par Gaillot sur la

neuvième édition angl. de 1837. Paris, *in* Encyclopédie des sciences medicales, 1839.

Garnot. Leçons élémentaires de l'art des accouchements, destinées à l'instruction des sages-femmes dans les Colonies françaises; 1re édition à Saint-Pierre de la Martinique, 1832. 2e édition à Paris, 1834, chez Germer-Baillière.

Adet de Roseville et Mme Mercier. Traité complet des manœuvres des accouchements. Paris, 1837.

Hamilton. Practical observations on var. subjects relating to midwifery; 2 vol. in-8°. Edimburg. 1836.

Hermann. Manuel des sages-femmes; in-8°. Berne, 1824.

Lebeaud. Le Baudelocque des campagnes; in-12. Paris, 1825.

Lemonnier. Nouveau traité de l'accouchement naturel; in-4o. Paris, 1836.

Bush. Gemeinsame Zeitschrift für Geburtskunde; tom. IV, 3e cahier, pag. 350.

Siebold's Journal für Geburtshülfe, Frauenzimmer, etc. (Journal pour les accouchements, les maisons de santé des femmes, etc....) Francfort.

Carus. Zur Lehre von Schwangerschaft und Geburt. Physiologische, patholog. und therapeut. Abhandlungen. Leipzig, 1823.

Journal de médecine et de chirurgie pratiques à l'usage des médecins praticiens, 2e année, 1838, pag. 73.

Troisième période.

Neue Zeitschrift für die Geburtskunde (Nouvelle gazette des accouchements), par Buesh, d'Outrepont, de Ritgen et de Siébold.

Blundell. The princips and pratice ob obstetric. medicine; 1 vol. in-8°. London, 1846.

Mordret. Souvenirs médico-philosophiques, etc.; in-8º. Paris, 1845.

Hutrel d'Arboval. Dictionnaire d'agriculture; 2e édition, tom. IV, art. *Parturition*. Paris, 1859.

Cazeaux. Traité théorique et pratique de l'art des accouchements, 6e édition. Paris, 1858.

Spiegelberg. Lehrbuch der Geburtshülfe, in-8º avec gravures. 1859.

Tarnier. De la fièvre puerpérale observée à l'hospice de la Maternité. Thèses de Paris, 1857.

Temoin. La Maternité de Paris pendant l'année 1859. Thèses de Paris, 1860.

Neuville de Ponsan. Hygiène philosophique et médicale de la femme; 5 vol. in-8º, 2e édition. Paris, 1858.

Leynseele (Ch.). L'hygiène de la femme; 2 vol. in-12. Gand, 1860.

Transactions of the obstetrical society of London. 1859.

Paul Eram. Quelques considérations pratiques sur les accouchements en Orient. 1859.

Colombat. Traité des maladies des femmes; 5 vol. 1839-43.

Imbert. Nouveau traité des maladies des femmes; 2 vol. 1838.

Rainard. Traité de la parturition chez les principales femelles domestiques; 2 vol. Paris-Lyon, 1845.

Aswel. A pract. treatise on the diseases peculiar to women. Lond., 1844.

Bibliothèque de médecine pratique, tom. Ier. Maladies des femmes. Paris, 1843.

Jacquemier. Manuel des accouchements. Paris, 1846, 2 vol. avec fig. chez Germer-Baillière.

Favrot. Études sur les maladies des femmes; in-4º. 1847.

Benoît. Du lait, de la lactation, etc.; thèse pour la chaire d'accouchement. Montpellier, 1848.

Noegelé. Manuel des accouchements; 2e édition. Paris, 1857, chez Germer-Baillière.

Churchill. On the theory and practice of midwifery, 4e édition in-12. London, 1860.

Dubois et Pajot. Traité complet de l'art des accouchements. Paris, chez Bechet jeune (en voie de publication).

Scanzoni. Compendium der Geburtshülfe ; 2e édition, in-8º avec fig. Wien., 1860. trad. en français par Picard. Paris, 1859.

Schulze. Lehrbuch der Hebammenkunst, in-8º. Leipzig, 1859.

Chailly. Traité pratique de l'art des accouch., 5e édition. 1855.

Caron. Le code des jeunes mères. Paris, 1859 , chez Germer-Baillière.

Casper. Traité pratique de médecine légale , rédigé d'après des observations personnelles, 2 vol. , traduit par Gustave Baillière. Paris, 1862, chez Germer-Baillière.

Mourette. Quelques remarques critiques sur la fièvre de lait. Thèses de Paris, nº 192, 1859.

Maunoury et Salmon. Manuel de l'art des accouchements, 2e édition. Paris. 1861, chez Germer-Baillière.

Crede. Klinische Vorträge über Geburtshülfe. Berlin, 1854.

David. Élements of operat. midwifery; 2e édit. London, 1841.

Pajot. Gazette des hôpitaux 12 mars 1862.

Lovati. Manuale di ostetrica minore; 2e édit. Pavie, 1850.

F. Ramsbotham. The principles and practice of obstetric medicine etc. ; 5e édit. London, 1855

Hauh. Geburtshülfliche Praxis. Berlin, 1852.

Synclair and Johnston. Practical midwifery (analyse de 13 748 cas). London, 1858.

Tyler Smith. A manual of obstetric. London, 1857.

Michelet. La femme. Paris , 1858.

Kilian. Die Geburtslehre. Francfort, 1852.

Chiari, Braun et Sparth. Klinik. der Geburtshülfen. Erlangen, 1852 et suivants.

A. Krause. Die Theorie und Praxis des Geburtshülfe. Berlin, 1853.

Bedford. Clinical lectures on the theory and practice of midwifery. London, 1860.

Mattei. Essai sur l'accouchement physiologique. Paris, 1855.

Mattei. Clinique obstétricale. Paris, 1862 (en voie de publication).

Monneret. Traité de pathologie générale, 1857, 3 vol. en 4 parties [1].

[1] En étudiant, il y a deux jours, cet ouvrage remarquable, j'ai trouvé, à la page 47 du tome II, cette phrase significative qui rentre un peu dans l'opinion que j'ai émise sur la fièvre de lait : « 2° *Fièvre symptomatique d'une excitation vasculaire physiologique.* L'excitation qui suit l'exercice de certaines fonctions s'accompagne parfois de fièvre. Le mouvement fluxionnaire provoqué par la menstruation, l'état puerpéral, la lactation, donnent lieu à une fièvre qui diffère cependant de la fièvre pathologique par son but et par la nature des conditions spéciales au milieu desquelles elle prend naissance. » Il la compare plus loin à celle qui suit la dentition, l'éveil de la puberté, etc.

FIN.

LIBRAIRIE GERMER BAILLIÈRE.

CATALOGUE

DES

LIVRES DE FONDS

ANATOMIE, PHYSIOLOGIE,
SCIENCES PHYSIQUES ET NATURELLES, PATHOLOGIE MÉDICALE,
PATHOLOGIE CHIRURGICALE, ART VÉTÉRINAIRE.

NOVEMBRE 1860.

PARIS

RUE DE L'ÉCOLE-DE-MÉDECINE, 17.

LONDRES,
H. BAILLIÈRE, 219, Regent Street.

NEW-YORK,
BAILLIÈRE BROTHERS, 440, Broadway.

MADRID, C. BAILLY-BAILLIÈRE, CALLE DEL PRINCIPE, 11.

Ouvrages sous presse, pour paraître prochainement.

SANDRAS ET BOURGUIGNON. *Traité pratique des maladies nerveuses.*
1861, 2ᵉ édition entièrement refondue. 2ᵉ volume.

FOY. *Mémorial de thérapeutique* à l'usage des médecins praticiens, contenant la
médecine, la chirurgie et les accouchements. 1 fort vol. in-8.

VELPEAU ET **BÉRAUD.** *Manuel d'anatomie topographique chirurgicale.*
1 fort vol. in-18.

MALGAIGNE. *Manuel de médecine opératoire,* fondée sur l'anatomie normale
et l'anatomie pathologique. 7ᵉ édition, corrigée et augmentée.

CASPER. *Traité pratique de médecine légale,* rédigé d'après des observations
personnelles, par Jean-Louis Casper, professeur de médecine légale de la Faculté
de médecine de Berlin ; traduit de l'allemand sous les yeux de l'auteur, par M. Gustave Baillière. 2 vol. in-8.

BOUCHARDAT. *Formulaire vétérinaire,* contenant le mode d'action, l'emploi
et les doses des médicaments simples et composés prescrits aux animaux domestiques
par les médecins vétérinaires français et étrangers. 1 vol. in-18. 2ᵉ édition, augmentée et corrigée.

DELAFOND ET **BOURGUIGNON.** *Pathologie et entomologie comparées de la
psore des animaux domestiques et de l'homme* (ouvrage couronné par
l'Institut). 1 fort vol. in-4, avec fig.

BRIERRE DE BOISMONT. *Des hallucinations,* ou Histoire raisonnée des apparitions, des visions, des songes, de l'extase, du magnétisme et du somnambulisme.
1 vol. in-8, 3ᵉ édition, entièrement refondue.

BÉRAUD (B.-J.). *Atlas d'anatomie chirurgicale,* avec texte explicatif. Cet atlas,
composé de 100 planches in-8, dessinées d'après nature par M. Bion, doit servir de
complément à tous les traités d'anatomie chirurgicale. 1 fort vol. in-8.

MAUNOURY ET **SALMON.** *Manuel de l'art des accouchements,* précédé d'une
description abrégée des fonctions et des organes du corps humain, et suivi d'un
exposé sommaire des opérations de petite chirurgie les plus usitées, à l'usage des
élèves sages-femmes qui suivent les cours départementaux. 1861, 2ᵉ édition, corrigée
et augmentée. 1 vol. in-8, avec 32 figures.

BIBLIOTHÈQUE DE L'ÉTUDIANT EN MÉDECINE.

COLLECTION DE RÉSUMÉS POUR LA PRÉPARATION AUX EXAMENS DU DOCTORAT
EN MÉDECINE, DU GRADE D'OFFICIER DE SANTÉ,
ET AUX CONCOURS D'ÉLÈVES EXTERNES ET INTERNES DES HÔPITAUX.

PREMIER EXAMEN.

Nouveau Traité élémentaire d'anatomie descriptive et **de préparations anatomiques**, par M. le docteur JAMAIN, chirurgien des hôpitaux de Paris, etc., suivi d'un Précis *d'embryologie*, par M. VERNEUIL, agrégé de la Faculté de médecine de Paris, chirugien des hôpitaux, etc. 2e édition, 1 vol. grand in-18 avec 200 figures dans le texte. 1861.   12 fr.

Manuel de physiologie de l'homme et des principaux vertébrés, répondant à toutes les questions physiologiques du programme des examens de fin d'année, par M. Bé-

RAUD, chirurgien des hôpitaux, avec des notes par M. CH. ROBIN, agrégé de la Faculté de médecine de Paris 1856-57, 2e édit. 2 vol. gr. in-18.   12 fr.

Manuel d'anatomie générale, histologie et organogénie de l'homme, ouvrage contenant un résumé de tous les travaux faits en France, en Allemagne et en Angleterre, sur la structure, les propriétés, les analyses chimiques, l'examen microscopique, et le développement des liquides et des solides, par M. le docteur MARCHESSAUX. 1844. 1 vol. grand in-18 de 420 pag.   5 fr. 50 c.

DEUXIÈME ET CINQUIÈME EXAMENS.

Manuel pratique de percussion et d'auscultation, par M. le docteur ANDRY, ancien chef de clinique médicale de la Charité. 1845. 1 vol. grand in-18. 3 fr. 50 c.

Manuel de petite chirurgie, contenant les pansements, les bandages, les appareils de fractures, les pessaires, les bandages herniaires, les ponctions, la vaccination, les incisions, la saignée, les ventouses, le cathétérisme, l'extraction des dents, les agents anesthésiques, etc., par M. le docteur JAMAIN. 5e édition refondue. 1860. 1 vol. gr. in-18, avec 307 figures.   7 fr.

Manuel d'anatomie chirurgicale, générale et topographique, par M. VELPEAU, professeur de clinique chirurgicale à la Faculté de médecine de Paris, et M. Béraud, chirurgien des hôpitaux, etc. 1861. 1 vol. in-18 de 622 pag. (*Sous presse.*) 6 fr.

Manuel de pathologie et de clinique chirurgicales, par M. le docteur JAMAIN, chirurgien des hôpitaux de Paris. 1859. 2 forts vol. gr. in-18.   14 fr.

Manuel de médecine opératoire, fondée sur l'anatomie normale et l'anatomie pathologique, par M. le professeur MALGAIGNE. 1861. 7e édit. 1 vol. gr. in-18.   7 fr.

Manuel de pathologie et de clinique médicales, par M. le docteur TARDIEU, agrégé de la Faculté de médecine de Paris, médecin des hôpitaux de Paris. 1857. 1 fort vol. grand in-18., 2e édit,   7 fr.

Manuel d'anatomie pathologique générale et appliquée, contenant la *description* et le *catalogue* du Musée Dupuytren, par M. le docteur HOUEL, agrégé de la Faculté de médecine, conservateur dudit musée. 1857, 1 vol. gr. in-18.   7 fr.

TROISIÈME EXAMEN.

Physique, avec ses principales applications. 1 vol. grand in-18 avec 230 fig. intercalées dans le texte. 5e édit., 1851.   4 fr. 50 c.

Histoire naturelle, contenant la zoologie, la botanique, la minéralogie et la géologie. 2 vol. grand in-18, avec 508 fig. intercalées dans le texte. 1844.   7 fr.

Ces deux ouvrages sont faits par M. le professeur BOUCHARDAT.

Atlas de botanique, composé de 21 planches représentant 56 plantes, pour servir de complément à l'histoire naturelle de M. Bouchardat. fig. n. 2 fr. 50; fig. col. 5 fr.

QUATRIÈME EXAMEN.

Manuel pratique de médecine légale, par M. le docteur BAYARD, médecin-expert près les tribunaux de Paris. 1844. 1 vol. grand in-18.   5 fr. 50 c.

Manuel d'hygiène publique et privée, par M. le docteur FOY, pharmacien en chef de l'hôpital Saint-Louis. 1845. 1 vol. grand in-18.   4 fr. 50 c.

Manuel de pharmacie et Art de formuler, contenant 1o les principes élémentaires de pharmacie; 2o des tableaux synoptiques: *a*, des substances médicamenteuses tirées des trois règnes, avec leurs doses et leurs modes d'administra-

tion; *b*, des eaux minérales employées en médecine; *c*, des substances incompatibles; 3o les indications pratiques nécessaires pour composer de bonnes formules; suivi d'un *Formulaire de toutes les préparations iodées* publiées jusqu'à ce jour, par M. DESCHAMPS (d'Avallon), pharmacien de la maison impériale de Charenton. 1856. 1 vol. gr. in-18, 19 fig.   6 fr.

Manuel de matière médicale, de thérapeutique et de pharmacie, par M. BOUCHARDAT, professeur d'hygiène à la Faculté de médecine de Paris. 1856-57, 2 vol. grand in-18.   14 fr.

CINQUIÈME EXAMEN.

Manuel des accouchements et des maladies des femmes grosses et accouchées, contenant les soins à donner aux nouveau-nés, par M. le docteur JACQUE-

MIER. 1846. 2 vol. grand in-18 de 1,520 p., avec 63 fig. intercalées dans le texte. 9 fr.

(Pour la clinique médicale et chirurgicale, voir les Manuels du deuxième Examen.)

DICTIONNAIRE

DES

DICTIONNAIRES DE MÉDECINE

FRANÇAIS ET ÉTRANGERS,

OU

TRAITÉ COMPLET DE MÉDECINE
ET DE CHIRURGIE PRATIQUES, DE THÉRAPEUTIQUE, DE MATIÈRE MÉDICALE,
DE TOXICOLOGIE ET DE MÉDECINE LÉGALE, ETC., ETC.,

CONTENANT

L'ANALYSE DES MEILLEURS ARTICLES QUI ONT PARU JUSQU'A CE JOUR
DANS LES DIFFÉRENTS DICTIONNAIRES
ET LES TRAITÉS SPÉCIAUX LES PLUS IMPORTANTS ;

Ouvrage destiné à remplacer tous les autres Dictionnaires et Traités
de Médecine et de Chirurgie, etc.,

Par une Société de médecins,

SOUS LA DIRECTION DE M. LE DOCTEUR FABRE,

Rédacteur en chef de la GAZETTE DES HÔPITAUX.

1850 - 1851. — 9 forts volumes in-8 imprimés sur deux colonnes, y compris
un VOLUME SUPPLÉMENTAIRE rédigé en 1851. — Prix : 45 fr.

AVIS DE L'ÉDITEUR.

Tous les exemplaires portant le millésime de 1850 ne sont pas seulement
modifiés dans la couverture et le titre ; *cinquante-trois articles* importants,
disséminés dans les huit volumes, et formant un total de 440 pages, ont été ou
refaits en entier, ou remaniés, ou augmentés, afin d'être mis au courant de la
science. Tels sont :

TOME I.

*Absorption , Accouchements , Aliments ,
Apoplexie, Avortement provoqué , Auscultation, Bassin, Bec-de-lièvre.*

TOME II.

*Bile, Biliaires (voies), Bilieuse (fièvre), Cal,
Cancer, Choléra, Chorée.*

TOME III.

Coude, Delirium tremens, Embaumement.

TOME IV.

*Face, Foie, Fracture, Gangrène, Gastrique
(embarras), Hémorrhoïdes, Hernie (anus
contre nature).*

TOME V.

*Incision, Iris, Mâchoire (luxation de la),
Magnésie, Main, Manganèse, Méningite
tuberculeuse, Méphitisme.*

TOME VI.

*Œil, Os, Ostéite, Pelvimètre, Pharynx
Prostate, Pupille artificielle, Ramollissement cérébral, Rate.*

TOME VII.

*Rectum, Scrofules, Sinus, Tendons, Thy-
roïde (corps) et Crétinisme, Tibia, Tibiales
(ligature des artères).*

TOME VIII.

*Tronc, Varices, Vessie (fistules vésico-va-
ginales).*

Plusieurs articles indispensables manquaient à ce *Dictionnaire :* pour le
compléter et pour le tenir au niveau du progrès médical, nous nous sommes
décidé à publier, sous la direction de M. A. TARDIEU, UN VOLUME SUPPLÉ-
MENTAIRE.

SUPPLÉMENT AU DICTIONNAIRE

DES

DICTIONNAIRES DE MÉDECINE

RÉDIGÉ

PAR UNE SOCIÉTÉ DE PROFESSEURS ET D'AGRÉGÉS
DE LA FACULTÉ DE MÉDECINE, DE MÉDECINS, DE CHIRURGIENS,
DE PHARMACIENS EN CHEF ET D'ANCIENS
INTERNES DES HÔPITAUX DE PARIS;

SOUS LA DIRECTION

DE M. AMB. TARDIEU,

Agrégé de la Faculté de médecine de Paris, médecin des hôpitaux, etc.

1851. 1 vol. in-8 de 944 pag. — Se vend séparément, 9 fr.

Noms des Auteurs et des Articles de ce Supplément.

Adet de Roseville, D.-M.-P. — *Hydrothérapie.*

Barthez, méd. des hôpit. de Paris. — *Enfance (maladies de l').*

Bayard, D.-M.-P., rédact. des Ann. d'hygiène et de médecine légale. — *Putréfaction, Taches et Viabilité.*

Becquerel, agrégé de la Faculté de médecine, médecin des hôpitaux de Paris, et **Rodier,** D.-M.-P. — *Sang, Tubercules.*

Becquet, ancien interne lauréat des hôpit. de Paris. — *Céphalalgie, Convalescence, Flux, Priapisme, Révulsion, Satyriasis.*

Béhier, agrégé à la Faculté de médecine, médecin des hôpitaux de Paris. — *Maladie.*

Bernard (Cl.), D.-M.-P., professeur au Collége de France, et **De Chaniac,** D.-M.-P. — *Digestion.*

Brierre de Boismont, D.-M.-P., directeur d'un établissement d'aliénés. — *Interdiction, Paralysie progressive, Stupidité, Suicide.*

Bouchardat, professeur d'hygiène à la Faculté de médecine de Paris, membre de l'Académie imp. de médecine. — *Chloroforme.*

Boudin, médecin en chef des hôpitaux militaires. — *Ambulance, Chauffage et Réfrigération, Fièvre intermittente, Méningite cérébro-spinale, Recrutement militaire.*

Carrière, D.-M.-P., collaborateur de la Gazette médicale. — *Médecin.*

Durand-Fardel, ancien interne lauréat des hôpitaux de Paris, correspondant de l'Académie impériale de médecine, médecin inspecteur des eaux de Hauterive-les-Vichy. — *Age, Calculs biliaires, Coliques (séméiotique), Contagion, Diabète, Dyspepsie, Étiologie, Fièvre éphémère, Habitations, Kinésithérapie, Magnétisme, Pellagre, Purulente (infection), Pus, Quarantaine, Suspension et Strangulation.*

Fermond, pharm. en chef de la Salpêtrière. — *Désinfectants.*

Foy, pharmacien en chef de l'hôpital Saint-Louis. — *Collodion, Formuler (art de), Gutta-percha, Haschisch, Poids et mesures, Ventilation.*

Gavarret, professeur de physique à la Faculté de médecine de Paris. — *Air.*

Gillette, médecin de la Salpêtrière. — *Vieillards (maladies des).*

Gosselin, agrégé et chef des travaux anatomiques de la Faculté de médecine, chirurgien des hôpitaux de Paris. — *Anesthésiques (agents).*

Hillairet, médecin des hôpitaux de Paris. — *Pouls, Pronostic.*

Jacquemier, D.-M.-P., ancien interne de la Maternité. — *Génération, Menstruation, Nourrice, Œuf humain.*

Jamain, D.-M.-P., chirurgien des hôpitaux de Paris. — *Axillaire (région), Articulations (contusions et plaies des), Compression et Dilatation, Pansements, Rotule, Sternum.*

Latour (Amédée), rédacteur en chef de l'Union médicale. — *Consultation, Honoraires des médecins.*

Livois, D.-M.-P., ancien interne des hôpitaux de Paris. — *Ascarides, Échinocoque, Inhumation, Mort, Tœnia.*

Nélaton, professeur de clinique chirurgicale à la Faculté de médecine de Paris. — *Axillaire (région), Os (anévrisme et cancer des).*

Place, D.-M.-P. *Phrénologie.*

Phillips (de Liège), membre de l'Académie de médecine de Belgique. — *Urinaires (maladies des voies).*

Requin, professeur de pathologie médicale à la Faculté de médecine de Paris, médecin de l'Hôtel-Dieu. — *Cirrhose, Homœopathie.*

Robert, agrégé de la Faculté de médecine de Paris, chirurgien de l'Hôtel-Dieu, et **Verneuil,** agrégé à la Faculté de médecine de Paris. — *Aine.*

Robin, agrégé de la Faculté de médecine de Paris. — *Microscope, Ostéogénie.*

Sandras, agrégé de la Faculté de médecine de Paris, médecin de l'hôpital Beaujon. — *Délire.*

Tardieu, agrégé à la Faculté de médecine, médecin des hôpitaux de Paris. — *Identité, Ivresse, Ivrognerie, Submersion, Superfétation, Survie.*

Vollemier, agrégé à la Faculté de médecine, chirurgien des hôpitaux de Paris. — *Opérations.*

LIVRES DE FONDS ET EN NOMBRE.

ABEILLE. *Études cliniques sur la paraplégie indépendante de la myélite,* son histoire, son traitement. 1854, 1 vol. in-8.　　1 fr. 50

ADET DE ROSEVILLE. *Hydrothérapie.* 1851, in-8.　　75 c.

AJASSON DE GRANDSAGNE et FOUCHÉ. *Manuel complet de physique et de météorologie.* 1835, 1 vol. in-18, orné de 6 planches représentant près de 300 figures, 2ᵉ édition, revue et augmentée.　　3 fr.

ALARD. *Du siége et de la nature des maladies,* ou nouvelles Considérations touchant la véritable action du système absorbant dans les phénomènes de l'économie animale. 1821, 2 vol. in-8.　　7 fr.

ALQUIÉ. *Doctrine médicale de Montpellier,* ou Principes de cette École, 4ᵉ édition. 1850, 1 vol. in-8.　　7 fr.

AMUSSAT. *Leçons sur les rétentions d'urine causées par les rétrécissements de l'urèthre,* et sur les maladies de la glande prostate, publiées par le docteur Petit, de l'île de Ré. 1832, 1 vol. in-8, fig.　　4 fr. 50

AMUSSAT. *Mémoire sur la destruction des hémorrhoïdes internes* par la cautérisation circulaire de leur pédicule avec le caustique Filhos. 1846, in-8. 2 fr. 50

AMUSSAT. *Recherches sur l'introduction accidentelle de l'air dans les veines.* 1839, in-8.　　5 fr.

AMUSSAT. *Mémoire sur l'anatomie pathologique des tumeurs fibreuses de l'utérus* et sur la possibilité d'extirper ces tumeurs, lorsqu'elles sont encore contenues dans les parois de cet organe. 1842, in-8, br.　　3 fr.

AMUSSAT. *Mémoire sur la rétroversion de la matrice dans l'état de grossesse.* 1843, in-8 br.　　3 fr.

AMUSSAT. *Quelques réflexions sur la curabilité du cancer.* 1854, in-8. 1 fr.

AMUSSAT. *Mémoire sur la possibilité d'établir un anus artificiel dans la région lombaire,* sans pénétrer dans le péritoine. 1839, 1 vol. in-8.　　5 fr.

— Deuxième mémoire, 1841, in-8, br.　　3 fr.

— Troisième mémoire, 1843, in-8, br.　　3 fr.

AMUSSAT. *Du spasme de l'urèthre,* et des obstacles véritables que l'on peut rencontrer en introduisant des instruments dans ce canal. 1836, in-8.　　1 fr.

AMUSSAT. *Observation sur une opération d'anus artificiel.* 1835, in-8. 1 fr.

AMUSSAT. *Observation sur une opération de vagin artificiel.* 1835, in-8.　　1 fr.

AMUSSAT. *Recherches expérimentales* sur les blessures des artères et des veines. 1843. in-8.　　1 fr.

AMUSSAT (Alph.). *De l'emploi de l'eau en chirurgie.* 1850, in-4.　　2 fr.

AMUSSAT (Alph.). *De la cautérisation circulaire de la base des tumeurs hémorrhoïdales internes.* 1854, in-8, br.   1 fr. 50

ANCELON. *Mémoire sur les fièvres typhoïdes* périodiquement développées par les émanations de l'étang de Lindre-Basse. 1847, in 8.   1 fr. 50

ANDRAL. *Cours de pathologie interne,* professé à la Faculté de médecine de Paris; recueilli et publié par M. le docteur Amédée Latour, 2ᵉ édition refondue. 1848, 3 vol. in-8 de 2076 pages.   18 fr.

ANDRY (Félix). *Manuel pratique de percussion et d'auscultation.* 1845, 1 vol. gr. in-18 de 536 pages.   3 fr. 50

ANDRY (Félix). *Recherches sur le cœur et le foie,* considérées aux points de vue littéraire, médico-historique, symbolique, etc. 1858, 1 vol. in-8.   4 fr.

ANGLADA. *Traité des eaux minérales* et des établissements thermaux des Pyrénées-Orientales. 1833, 2 vol. in-8.   6 fr.

ANNALES D'OCULISTIQUE. *Tables générales,* dressées par le docteur Warlo mont, des tomes 1 à 30. 1838-1853, 1 vol. in-8.   10 fr.

ANNALES DE LA SOCIÉTÉ D'HYDROLOGIE MÉDICALE DE PARIS. *Comptes rendus des séances,* 1854 à 1860, 6 vol. in-8.   36 fr.

ARAN. *Manuel pratique des maladies du cœur et des gros vaisseaux.* 1842, 1 vol. in-18.   3 fr. 50

ARCHAMBAULT. *Réflexions sur la trachéotomie* et la période extrême du croup et la dysphagie qui, dans certains cas, lui est consécutive. 1854, in-8.   1 fr. 25

ARDEVOL (Jaime). *Apuntes acerca la cardite intertropical, llamanda vulgarmente fiebre amarilla, y vomito negro de los espagnoles,* etc. 1833, 1 vol. in-8.   3 fr. 50

ARNAL. *Mémoire sur le traitement de quelques affections de la matrice* par l'emploi de l'extrait aqueux du seigle ergoté. 1843, in-8, br.   3 fr.

ARRÉAT. *Éléments de philosophie médicale,* ou théorie fondamentale de la science des faits médico-biologiques. 1858, 1 vol. in-8.   7 fr. 50

ARRÉAT. *De l'homœopathie.* Simples réflexions propres à servir de réponse aux objections contre cette méthode de guérison. 1859, in-8.   1 fr. 50

AUBER (Édouard). *Traité de la science médicale* (histoire et dogmes), comprenant : 1° un précis de méthodologie et de médecine préparatoire; 2° un résumé de l'histoire de la médecine, suivi de notices historiques et critiques sur les écoles de Cos, d'Alexandrie, de Salerne, de Paris, de Montpellier et de Strasbourg ; 3° un exposé des principes généraux de la science médicale, renfermant les éléments de la pathologie générale. 1853, 1 fort vol. in-8.   8 fr.

AUBER (Éd.). *De la fièvre puerpérale devant l'Académie de médecine,* et des principes du vitalisme hippocratique appliqués à la solution de cette question. 1858, in-8.   3 fr. 50

AUBER (Éd.). *Hygiène des femmes nerveuses,* ou Conseils aux femmes pour les époques critiques de leur vie. 1844, 2ᵉ édition, 1 vol. gr. in-18.   3 fr. 50

AUBER (Éd.). *Esprit du vitalisme et de l'organicisme,* ou Examen critique des doctrines médicales des écoles de Paris et de Montpellier. 1855, in-8.   2 fr.

AUBER (Éd.). *Guide médical du baigneur à la mer.* 1851, 1 vol in-18. 3 fr. 50

AUBER (Éd.). *Institutions d'Hippocrate,* ou Exposé dogmatique des vrais principes de la médecine, extraits de ses Œuvres ; renfermant : Les dogmes de la science et de l'art, l'histoire naturelle des maladies, les règles de l'hygiène et de la thérapeutique, les éléments de la philosophie médicale et les premiers tableaux des maladies; précédées d'une notice historique et critique sur les livres hippocratiques et suivies d'une dissertation philosophique sur l'hippocratisme. 1861, 1 vol. in-8. *(Sous presse.)*

AUDIBRAN. *Traité historique et pratique* sur les dents, artificielles, incorruptibles, contenant les procédés de fabrication et d'application. 1824, 1 vol. in-8.   3 fr.

AUDIBRAN. *L'art du dentiste considéré chirurgicalement* et nécessité de forcer les nouveaux dentistes, exerçant sans diplôme, à se faire recevoir, après avoir subi les examens voulus par les réglements. 1844, in-8.   1 fr.

AUDOUARD. *Relation historique et médicale de la fièvre jaune qui a régné à Barcelone en 1821.* Paris, 1822, in-8, br.   3 fr.

AZÉMAR. *Études sur le choléra.* 1856, in-8, br.   3 fr.

BALLY. *Documents et mélanges,* publiés à l'occasion de la maladie asiatique, introduite dans les États romains et les Alpes dauphinoises. 1855. 1 vol. in-8.   3 fr.

BARBIER. *Précis de nosologie et de thérapeutique.* 1827-1828, 2 vol. in-8.   8 fr.

BARBIER. *Observation d'un cas de fistule vésico-vaginale,* 1843. in-8. 2 fr.

BARON. *Recherches, observations et expériences sur le développement naturel et artificiel des maladies tuberculeuses, etc.;* traduit de l'anglais par Me Ve Boivin. Paris, 1825, 1 vol, in-8, avec fig. col.   4 fr. 50

BARRÉ. *Nécessité de la cautérisation antéro-postérieure dans certains rétrécissements du canal de l'urèthre.* 1839, in-8. fig.   1 fr.

BARRET. *Des besoins morbides du système vivant,* considérés au point de vue du diagnostic et du traitement. 1853, in-8.   1 fr. 50

BARTHEZ. *Nouveaux éléments de la science de l'homme,* par P.-J. Barthez, médecin de S. M. Napoléon 1er. *Troisième édition* augmentée du discours sur le génie d'Hippocrate, de Mémoires sur les fluxions et les coliques iliaques, sur la thérapeutique des maladies, sur l'évanouissement, l'extispice, la fascination, le faune. la femme, la force des animaux; collationnée et revue par M. E. Barthez, médecin de S. A. le Prince impérial et de l'hôpital Sainte-Eugénie, etc. 2 vol. in-8 de 1010 pages.   12 fr.

BARTHEZ et **RILLIET.** *Traité clinique et pratique des maladies des enfants.* 1853-1854, 2e édit. refondue, 3 vol. in-8.   35 fr.

Dans cette seconde édition, MM. Barthez et Rilliet, sans quitter la voie du solidisme, ont fait un pas de plus vers l'humorisme et vers le vitalisme, ou pour mieux dire, ils ont puisé dans chaque doctrine ce qu'elle leur a offert d'essentiellement pratique et de vraiment utile. Ce n'est pas une transformation de leurs idées, c'est une simple évolution. Mais si le temps et la réflexion ont modifié leurs doctrines, ils n'ont rien changé à leur méthode ; ils ont, comme par le passé, pris pour règle de leurs travaux l'observation et l'analyse, mais tout en conservant dans l'étude des faits, la rigueur et la précision du procédé scientifique, ils ont pu imprimer à leur ouvrage ce caractère d'utilité pratique qu'une longue expérience pouvait seule lui donner.

MM. Barthez et Rilliet ont décrit successivement : les *phlegmasies,* les *hydropisies,* les *hémorrhagies,* les *gangrènes,* les *névroses,* les *maladies générales aiguës spécifiques,* les *tuberculisations,* les *entozoaires.*

BAUD. *Emploi thérapeutique des corps gras phosphorés extraits de la moelle allongée des mammifères herbivores,* 1 vol., in-4, 1858.   1 fr. 25

BAUDELOCQUE. *Traité de la péritonite puerpérale.* 1830, 1 vol. in-8.   5 fr.

BAUDELOCQUE. *L'art des accouchements.* 8e édition, 1844, 2 vol. in-8, de 1,340 pag., avec 17 pl.   18 fr.

BAUDENS. *Des règles à suivre dans l'emploi du chloroforme.* 1853. 1 fr. 25

BAUDENS. *Mémoire sur les solutions de continuité de la rotule,* description d'un appareil pour le traitement des fractures transversales, 1853.   1 fr. 25

BAUDENS. *De l'entorse du pied et de son traitement curatif.* 1852, in-8.   1 fr. 50

BAUDRIMONT. *Introduction à l'étude de la chimie,* par la théorie atomique. 1834, 1 vol. in-8.   3 fr.

BAUMÈS. *Traité de la première dentition et des maladies souvent très graves qui en dépendent.* 1806, 1 vol. in-8.   5 fr.

BAUMÈS. *Traité de l'ictère,* ou Jaunisse des enfants de naissance; 2ᵉ édition. Paris, 1806, in-8 br.   1 fr. 50

BAUMÈS. *Nouvelle dermatologie,* ou Précis théorique et pratique sur les maladies de la peau, fondé sur une nouvelle classification médicale, suivi d'un exposé des principes généraux pouvant servir de guide dans le choix des eaux minérales naturelles, applicables au traitement de ces maladies. 1842, 2 vol. in-8, fig. col.   12 fr.

BAUMÈS. *Traité théorique et pratique sur les diathèses.* 1853, 1 vol. in-8.   4 fr.

BAUMÈS. *Précis théorique et pratique sur les maladies vénériennes.* 2 vol., in-8, 1840.   12 fr.

BAUMÈS. *Traité des maladies venteuses,* etc., in-8, 2ᵉ édition, 1837.   5 fr.

BAYARD. *Mémoire sur la topographie médicale du 4ᵉ arrondissement de Paris.* 1842.   3 fr.

BAYARD. *Manuel de médecine légale.* 1844, 1 vol. grand in-18   3 fr. 50

BAYLE (G.-L.). *Recherches sur la phthisie pulmonaire.* 1810, 1 vol. in-8.   3 fr. 50

BAYLE (G.-L.), médecin de l'hôpital de la Charité et de S. M. l'Empereur Napoléon Iᵉʳ. *Traité des maladies cancéreuses,* revu, augmenté et publié par M. A.-L.-J. Bayle, agrégé de la Faculté de Paris. 1834-1839, 2 vol. in-8.   5 fr.

BAYLE (A.-L.-J.). *Éléments de pathologie médicale,* ou Précis de médecine théorique et pratique écrit dans l'esprit du vitalisme hippocratique, par M. A.-L.-J. Bayle, docteur et professeur agrégé de la Faculté de médecine de Paris, etc., etc. 2 vol. in-8 de 1236 pages.   14 fr.

BAYLE (A.-L.-J.). *Traité des maladies du cerveau et de ses membranes.* Maladies mentales. 1826, 1 vol. in-8.   6 fr.

BECQUEREL. *Traité clinique des maladies de l'utérus et de ses annexes,* par M. L.-A. Becquerel, médecin de l'hôpital de la Pitié, professeur agrégé à la Faculté de médecine de Paris, etc. 1859, 2 vol. in-8 de 1061 pages, avec un atlas de 18 pl. (dont 5 coloriées) représentant 44 figures.   20 fr.

Cet ouvrage est divisé en trois parties :

La *première partie* comprend les quatre chapitres suivants : 1° historique; 2° anatomie et physiologie normales; 3° vices de conformation; 4° pathologie générale.

La *deuxième partie* contient cinq chapitres : 1° congestions sanguines; 2° phlegmasies; 3° hémorrhagies; 4° flux et hydropisies; 5° productions organiques.

La *troisième partie* renferme les maladies qui ne sont pas caractérisées par une lésion primitive du tissu; elle comprend six chapitres : 1° déviations utérines; 2° aménorrhée et dysménorrhée; 3° névralgie utérine; 4° stérilité; 5° influence des états diathésiques; 6° anémie et chlorose. Un atlas composé de 18 planches représentant 44 figures et dues à MM. Bion, Luys, Carswell, etc , est ajouté à l'ouvrage et destiné à faire connaître un certain nombre de cas nouveaux et des analyses microscopiques.

BECQUEREL. *Des applications de l'électricité à la thérapeutique médicale et chirurgicale.* 1860, 2ᵉ édition, 1 vol. in-8, fig.   7 fr.

M. Becquerel passe en revue tous les appareils électriques employés jusqu'à ce jour, étudie impartialement les conditions dans lesquelles l'électrisation est un agent thérapeutique de quelque utilité. Il s'élève avec violence contre les électriseurs quand même; il s'étend longuement sur l'étude des paralysies qu'il divise en paralysies de la vie de relation et paralysies de la vie organique. Puis M. Becquerel étudie les lésions des organes des sens, les atrophies et l'action de l'électricité sur certains états pathologiques, l'asthme, l'angine de poitrine, la sécrétion lactée disparue, la colique de plomb, l'aliénation mentale. Enfin, il a soin de signaler les inconvénients et même les dangers de l'électricité employée dans des circonstances non favorables.

BECQUEREL. *Recherches sur la méningite des enfants.* 1838, in-8.   2 fr.

BECQUEREL. *Traité du bégayement et des moyens de le guérir.* 1843. in-8, br.   3 fr. 50

BECQUEREL. *Des engrais inorganiques en général et du sel marin* (chlorure de sodium) *en particulier.* 1848, 1 vol. in-12.   3 fr. 50

BECQUEREL. *Eaux d'Ems.* Études sur les propriétés physiques, chimiques et thérapeutiques de ces eaux. 1859, in-8.   1 fr. 25

BECQUEREL et **RODIER.** *Traité de chimie pathologique appliquée à la médecine pratique,* contenant l'étude et la composition à l'état sain et à l'état malade de tous les liquides du corps humain, tels que le *sang,* les *urines,* la *lymphe,* le *chyle,* la *salive,* la *bile,* le *suc pancréatique,* le *sperme,* le *lait,* les *larmes,* le *mucus,* les *crachats,* les *vomissements,* les *sécrétions,* la *sueur,* le *pus,* le *tubercule,* le *cancer,* etc. 1854, 1 vol. in-8.   7 fr.

BÉGIN. *Application de la doctrine physiologique à la chirurgie.* 1823, 1 vol. in-8.   2 fr. 50

BELHOMME. *Essai sur l'idiotie,* propositions sur l'éducation des idiots mise en rapport avec leur degré d'intelligence. 1824-1843, in-8, br.   2 fr.

BELHOMME. *Considérations sur l'appréciation de la folie,* sa localisation et son traitement. 1834-1848, 5 Mémoires, in-8, br.   10 fr.

BÉRARD (A.). *Mémoire sur le rapport qui existe entre la direction des conduits nourriciers des os longs et l'ordre suivant lequel les épiphyses se soudent avec le corps de l'os.* 1834, in-8.   1 fr. 25

BÉRARD (A.). *Diagnostic différentiel des tumeurs du sein.* 1842, in-8, br. (Thèse de concours).   3 fr. 50

BÉRARD (A.). *Maladies de la glande parotide et de la région parotidienne,* opérations que ces maladies réclament. 1841, 1 vol. in-8 de 320 pages, 4 pl.   4 fr. 50

BÉRARD (A.). *Causes qui retardent ou empêchent la consolidation des fractures et moyens de l'obtenir.* 1833, in-4.   2 fr. 50

BÉRARD (A.). *Luxation spontanée de l'occipital sur l'atlas,* et de l'atlas sur l'axis. 1829, in-4.   2 fr. 50

BÉRARD (A.). *Mémoire sur l'emploi de l'eau froide dans les maladies chirurgicales,* 1834, in-8.   1 fr. 50

BÉRARD (A.). *Mémoire sur le traitement des varices par le caustique de Vienne.* In-8.   1 fr.

BÉRAUD (F.-A.). *Les filles publiques de Paris et la police qui les régit.* 2 vol., 1839.   6 fr.

BÉRAUD (B.-J.) et ROBIN. *Manuel de physiologie de l'homme et des principaux vertébrés,* répondant à toutes les questions physiologiques du programme des examens de fin d'année, par M. Béraud, chirurgien des hôpitaux de Paris, revu par M. Ch. Robin, agrégé de la Faculté de médecine de Paris. 1856-1857, 2 vol. gr. in-18, 2e édition entièrement refondue.   12 fr.

MM. Béraud et Robin ont placé la physiologie sur son vrai terrain, celui de l'expérimentation directe, et ils ont cherché à embrasser réellement tout ce qui, dans l'étude des corps organisés, se rapporte à la dynamique animale. N'oubliant pas qu'ils s'adressent à des médecins, ils n'ont négligé de signaler rien de ce qui peut servir de base à l'étude de la symptomatologie et de la thérapeutique. Tout en se servant de la physique et de la chimie comme de puissants instruments pour découvrir les actes des corps organisés et en déterminer la nature, ils se sont laissés guider principalement par la méthode *a posteriori,* c'est-à-dire d'abord par la généralisation et la coordination des faits, par l'expérience, l'analyse et la synthèse.

BÉRAUD (B.-J.). *Recherches sur l'orchite et l'ovarite varioleuses.* 1859, in-8, br.   1 fr. 50

BÉRAUD (B.-J.). *Essai sur le catéthérisme du canal nasal,* suivant la méthode de Laforest, procédé nouveau. 1855, in-8 avec 4 fig.   2 fr. 50

BÉRAUD (B.-J.). *Atlas d'anatomie chirurgicale avec texte explicatif.* (Cet atlas, composé de 100 planches in-8, dessinées d'après nature, par M. Bion, doit servir de *complément* à tous les traités d'anatomie chirurgicale). 1861, 1 vol. in-8. (*Sous presse.*)

BÉRIGNY. *Des médecins légistes considérés dans leurs rapports avec les cours de justice à l'occasion du procès Lafarge.* In-8. 1840.   1 fr. 25

BERNARD. *Avis au peuple sur le choléra-morbus asiatique.* 1849, in-8.   1 fr. 25

BERNARDEAU. *Histoire de la phthisie pulmonaire.* Nouvelles recherches sur l'étiologie et sur le traitement de cette maladie. 1 vol. in-8. 1845.   2 fr.

BERTHERAND. *De la suture mixte et en faufil.* 1855, br. in-8.   1 fr. 25

BERTHERAND. *Médecine et hygiène des Arabes.* 1855, 1 vol. in-8.   7 fr. 50

BERTON. *Traité pratique des maladies des enfants depuis la naissance jusqu'à la puberté,* avec des notes de M. Baron, médecin de l'hôpital des enfants-trouvés, 2e édition. 1842, 1 vol. in-8.   4 fr.

BERZELIUS. *Annuaire des sciences chimiques* ou Rapport sur les progrès des sciences naturelles, présenté à l'Académie de Stockholm. 1837, 1 vol. in-8.   2 fr.

BEYRAN. *La Turquie médicale au point de vue des armées expédition-naires et des voyageurs,* mémoire suivi d'un vocabulaire scientifique et mili-taire, 1854, in-8.   1 fr. 50

BEYRAN. *Notice sur la Turquie.* Aperçu topographique, industrie, propriété, instruction publique, armée française, koram, capitulations, hommes d'État, der-nières réflexions. Réformes, 2e partie. 1855, in-8.   1 fr. 50

BEYRAN. *Mémoire sur la paralysie syphilitique du nerf moteur externe de l'œil.* (6e paire). 1860, br. in-8.   1 fr. 25

BIBLIOTHÈQUE ENTOMOLOGIQUE, contenant : 1° centurie d'insectes, par Kirby ; 2° œuvres entomologiques de Eschscholtz ; 3° insectes de Java, par Mac Leay ; 4° Bulletin de la Société des naturalistes de Moscou, 1852, 2 vol. in-8, fig.   20 fr.

BIDAULT DE VILLIERS. *Propriétés médicinales de la digitale pourprée,* 3e édit. 1812, in-8.   2 fr. 50

BILLARD. *De la membrane muqueuse gastro-intestinale dans l'état sain et l'état inflammatoire,* etc. 1825, 1 vol. in-8.   4 fr.

BIOGRAPHIE MÉDICALE par ordre chronologique, d'après Daniel-Leclerc, Éloy, Freind, Sprengel, Dezeimeris, etc. 1855. 2 vol. in-8 à 2 colonnes.   6 fr.

BLANDET. *Maladies des professions insalubres.* 1845, gr. in-8.   1 fr.

BLANDIN. *Atlas d'anatomie topographique,* ou d'anatomie des régions du corps humain, considérée dans ses rapports avec la chirurgie et la médecine opératoire. 1834, 20 pl. in-fol.   12 fr.

BLANDIN. *De l'autoplastie,* ou Restauration des parties du corps qui ont été dé-truites, à la faveur d'un emprant fait à d'autres parties plus ou moins éloignées. Paris, 1836, 1 vol. in-8.   4 fr. 50

BLATIN (Henry). *Des enveloppes du fœtus et des eaux de l'amnios,* 1840, in-8.   2 fr.

BLATIN ET NIVET. *Traité des maladies des femmes,* qui déterminent des flueurs blanches, des leucorrhées ou tout autre écoulement utéro-vaginal. 1 vol. in-1842.   7 fr.

BLAUD. *Nouvelles recherches sur la laryngo-trachéite* connue sous le nom de croup. 1 vol. in-8, 1823.   3 fr.

BLAUD. *Essai sur le vitalisme.* 1854, in-8, br.   1 fr. 25

BLAUD. *L'art médical,* ou les vrais moyens de parvenir en médecine. Poëme. 1843. 1 vol. in-8.   3 fr. 50

BOBIERRE (Adolp.). *Traité de manipulations chimiques,* description raisonnée de toutes les opérations chimiques et des appareils dont elles réclament l'emploi. 1844, 1 vol. in-8 de 493 pages avec 173 fig.   6 fr.

BONJEAN. *Monographie de la pomme de terre*, envisagée dans ses rapports agricoles, scientifiques et industriels, etc. 1846, 1 vol. in-8.   3 fr. 50

BONJEAN. *Mémoire pratique sur l'emploi médical de l'ergotine et des préparations dialytiques.* 1856, in-8, br.   1 fr. 50

BONNET. *Considérations médico-légales sur la monomanie homicide.* 1840, in-8.   1 fr. 50

BONNET. *Traité complet, théorique et pratique des maladies du foie,* 2ᵉ édit., 1 vol. in-8, 1841.   3 fr.

BORCHARD. *Commentaires historiques, critiques et pratiques sur la suette* (fragment). 1856, in-8, br.   1 fr. 50

BORCHARD. *Hygiène des professions.* Maladies des menuisiers et des ébénistes, d'après le docteur KOBLANK, de Berlin. 1859, in-8, br.   1 fr. 25

BORIE. *Des maladies nerveuses en général, de l'épilepsie en particulier, et des moyens de les combattre avantageusement.* 1830, 1 vol. in-8.   4 fr.

BOSSU. *Nouveau compendium médical à l'usage des médecins-praticiens,* contenant: 1º La *Pathologie générale* ; 2º un *Dictionnaire de pathologie interne,* avec l'indication des formules les plus usitées dans le traitement des maladies ; 3º un *Memento thérapeutique,* avec la définition de toutes les préparations pharmaceutiques. 1857, 2ᵉ édit. 1 vol. gr. in-18.   7 fr.

BOSSU. *Traité des plantes médicinales indigènes,* précédé d'un cours de botanique. 1854, 1 vol. in-8 et atlas de 60 planches représentant 1100 figures coloriées.   22 fr.

BOSSU. *Nouveau dictionnaire d'histoire naturelle et des phénomènes de la nature.* 1857-1859, 3 vol. in-4, avec 1370 fig.   27 fr.

BOUCHARDAT. *Annuaire de thérapeutique, de matière médicale, de pharmacie et de toxicologie* de 1841 à 1860, contenant le résumé des travaux thérapeutiques et toxicologiques publiés de 1840 à 1859, et les formules des médicaments nouveaux, suivi de Mémoires sur le diabète sucré ; sur une maladie nouvelle, *l'hippurie ;* sur les iodures d'iodhydrates d'alcalis végétaux ; sur la digestion ; sur les contre-poisons du sublimé corrosif, du plomb, du cuivre et de l'arsenic ; sur les cas rares de chimie pathologique; sur l'action des poisons et de substances diverses sur les plantes et les poissons ; sur les principaux contre-poisons et sur la thérapeutique des empoisonnements ; sur les affections syphilitiques ; sur la thérapeutique du choléra ; observations sur l'affaiblissement de la vue coïncidant avec des maladies dans lesquelles la nature de l'urine est modifiée; sur la pathogénie et la thérapeutique du rhumatisme articulaire aigu ; sur le traitement de la phthisie et du rachitisme par l'huile de foie de morue ; sur l'étiologie et l'hygiène des tumeurs cancéreuses; sur l'alimentation insuffisante ; sur les amidonneries insalubres ; sur le rôle des matières albumineuses dans la nutrition ; sur l'oligosurie, la polyurie; sur la fièvre jaune et sur la farine, le pain et le vin ; sur l'infection déterminée dans le corps de l'homme par la fermentation putride des produits morbides ou excrémentitiels. 20 vol. grand in-32. Prix de chaque.   1 fr. 25

BOUCHARDAT. *Supplément à l'Annuaire de thérapeutique,* etc., pour 1846, contenant des Mémoires : 1º sur les fermentations; 2º sur la digestion des substances sucrées et féculentes et sur les fonctions du pancréas, par MM. BOUCHARDAT et SANDRAS ; 3º sur le diabète sucré ou glycosurie ; 4º sur les moyens de déterminer la présence et la quantité de sucre dans les urines; 5º sur le pain de gluten ; 6º sur la nature et le traitement physiologique de la phthisie. 1 vol. gr. in-32.   1 fr. 25

BOUCHARDAT. *Supplément à l'annuaire de thérapeutique,* etc., pour 1856. Contenant: 1º l'Histoire physiologique et thérapeutique de la *cinchonine;* 2º Rapport sur les *remèdes proposés contre la rage ;* 3º *Recherches sur les alcaloïdes dans les urines ; 4º Solution alumineuse benzinée ; 5º* la *table alphabétique* des matières contenues dans les Annuaires de 1841 à 1855, rédigée par M. Ramon. 1 vol in-32.   1 fr. 25

BOUCHARDAT, *Nouveau formulaire magistral,* précédé d'une notice sur les hôpitaux de Paris, de généralités sur l'art de formuler, suivi d'un précis sur les eaux minérales naturelles et artificielles, d'un mémorial thérapeutique, de notions sur l'emploi des contre-poisons, et sur les secours à donner aux empoisonnés et aux asphyxiés. 1861, 10e édit., 1 vol. in-18.   3 fr. 50

BOUCHARDAT. *Physique, avec ses principales applications.* 1 vol. gr. in-18 de 540 pages, avec 230 fig. dans le texte. 1851, 3e édit.   4 fr. 50

BOUCHARDAT. *Histoire naturelle,* contenant la zoologie, la botanique, la minéralogie et la géologie. 2 vol. gr. in-18, avec 308 figures. 1844.   7 fr.

BOUCHARDAT. *Atlas de botanique,* composé de 21 planches représentant 56 plantes, pour servir de complément à l'histoire naturelle. Fig. n., 2 fr. 50, et fig. col.   5 fr.

BOUCHARDAT. *Opuscules d'économie rurale,* contenant les engrais, la betterave, les tubercules de dahlia, les vignes et les vins, le lait, le pain, les boissons, l'alucite, la digestion et les maladies des vers à soie, les sucres, l'influence des eaux potables sur le goître, etc. 1854, 1 vol. in-8.   3 fr. 50

BOUCHARDAT. *Traité des maladies de la vigne.* 1853, 1 vol. in-8.   3 fr. 50

BOUCHARDAT, FERMOND et **AIMÉ.** *Manuel complet du baccalauréat ès sciences.* 1854, 1 vol. gr. in-18, avec 381 fig., 4e édit.   7 fr.

BOUCHARDAT. *Formulaire vétérinaire,* contenant le mode d'action, l'emploi et les doses des médicaments simples et composés, prescrits aux animaux domestiques par les médecins vétérinaires français et étrangers, et suivi d'un mémorial thérapeutique. 1861, 2e édit., 1 vol. in-18. (*Sous presse*).

BOUCHARDAT. *Manuel de matière médicale,* de thérapeutique comparée et de pharmacie. 1856-1857, 2 vol. grand in-18, 3e édit.   14 fr.

BOUCHARDAT et **QUEVENNE.** *Du lait,* 1re *fascicule*, instruction sur l'essai et l'analyse du lait ; 2e *fascicule*, des laits de femme, d'ânesse, de chèvre, de brebis, de vache. 1857, 1 vol. in-8.   6 fr.

On vend séparément l'*instruction* pour l'essai et l'analyse du lait. 1856, in-8, br.   1 fr. 25

BOUCHARDAT et **DELONDRE.** *Quinologie.* Des quinquinas et des questions qui, dans l'état présent de la science et du commerce, s'y rattachent avec le plus d'actualité. 1854, 1 vol. gr. in-4, avec 23 pl. coloriées et 2 cartes.   40 fr.

BOUCHER (d'Amiens). *Recherches sur la structure des organes de l'homme et des animaux les plus connus.* 1848, 1 vol. in-8, avec 104 fig.   6 fr.

BOUCHER (d'Amiens). *Essai sur les principaux points de la physiologie.* 1856, 1 vol. in-8.   4 fr. 50

BOUDARD. *Mémoire sur la reproduction naturelle des Sangsues.* 1853, br. in 8.   1 fr. 25

BOUÉ (Ami). *Guide du géologue-voyageur* sur le modèle de l'agenda géognostical de M. de Léonard, 2 vol. in-12. 1836.   6 fr.

BOUISSON. *Tribut à la chirurgie,* ou Mémoires sur divers sujets de cette science. 2 vol. avec planches, 1858-1861.   24 fr.

BOUISSON. *Tableau des progrès de l'anatomie dans l'école de Montpellier,* in-8. 1838.   1 fr. 50

BOUISSON. *Discours sur la certitude de la physiologie,* 1838, in-8.   1 fr. 25

BOUNEAU et **SULPICY.** *Recherches sur la contagion de la fièvre jaune,* ou rapprochement des faits et des raisonnements les plus propres à éclairer cette question. 1823, 1 vol. in-8.   4 fr.

BOURDET. *Recherches et observations sur toutes les parties de l'art du Dentiste.* 1757, 2 vol. in-12.   4 fr.

BOURDET (Eug.). *Des maladies du caractère* (hygiène morale et philosophie). 1858, 1 vol. in 12.   3 fr. 50

BOURDET (Eug.). *Causeries médicales avec mon client.* 1852. 1 vol. in-18.   4 fr.

BOURDIN. *Traitement des affections cancéreuses,* indications et contre-indications de l'opération dans le traitement du cancer. 1844, in-8, br.   1 fr. 50

BOURGUIGNON et feu **SANDRAS.** *Traité pratique des maladies nerveuses.* 2e édition, corrigée et considérablement augmentée. 1860-1861, 2 vol. in-8.   12 fr.

BOURROUSSE de **LAFFORE (DE).** *Des taches de la cornée et des moyens de les faire disparaître,* in-8. 1860.   1 fr. 50

BOUTEILLE. *Traité de la chorée ou danse de Saint-Guy* 1810, 1 vol. in-8.   3 fr. 50

BOYER (Lucien). *De l'entraînement des parties antérieures du corps vitré* pendant l'opération de la cataracte par abaissement. 1849, in-8, br.   1 fr. 25

BOYER (Lucien). *Observations de hernie étranglée.* 1849, in-8.   1 fr. 25

BOYER (Lucien). *Des diathèses au point de vue chirurgical.* 1847, in-8.   2 fr.

BOYER (Lucien). *Recherches sur l'opération du strabisme.* 1842-1844, 1 vol. in-8, avec 12 planches représentant 44 figures noires.   7 fr.

— Figures coloriées.   10 fr.

BRACHET. *Physiologie élémentaire de l'homme.* 1854. 2 vol. in-8.   5 fr.

BRACHET. *Traité complet de l'hypochondrie.* 1844, 1 vol. in-8.   3 fr. 50

BRACHET. *Traité de l'hystérie.* 1848, 1 vol. in-8.   3 fr. 50

BRACHET. *Asthénie.* 1829, 1 vol. in-8.   2 fr.

BRACHET. *Traité pratique des convulsions dans l'enfance ;* 2e édition, 1837, 1 vol. in-8.   3 fr. 50

BRACHET. *De l'emploi de l'opium dans les phlegmasies des membranes muqueuses, séreuses et fibreuses,* 1 vol. in-8. 1828.   3 fr. 50

BRACHET. *Traité pratique de la colique de plomb,* 1 vol. in-8. 1850. 1 fr. 50

BRAD (Louis). *Hygie militaire ou l'art de guérir aux armées.* Poème en 4 chants, suivi des loisirs d'un militaire dans la campagne de 1809. 1849, 1 vol. in 8.   2 fr.

BRAUN. *Essai sur l'éclampsie ou les convulsions urémiques des femmes grosses,* en travail et en couches, traduit de l'allemand par Petard. 1858, in-8 br.   1 fr.

BRICHETEAU. *Traité sur les maladies chroniques qui ont leur siége dans les organes de l'appareil respiratoire,* la phthisie pulmonaire, les diverses affections des poumons et des plèvres, la phthisie laryngée et trachéale, la bronchite chronique, le rhume, le catarrhe pulmonaire, l'hémoptysie, l'asthme, l'aphonie, les dyspnées nerveuses, etc. 1852, 1 vol. in-8 de 664 pag.   8 fr.

BRICHETEAU. *Traité de l'hydrocéphale aiguë ou fièvre cérébrale des enfants.* 1826, 1 vol. in-8.   2 fr. 50

BRIERRE DE BOISMONT. *Relation historique et médicale du choléra morbus de Pologne,* comprenant l'apparition de la maladie, sa marche, ses progrès, ses symptômes, son mode de traitement et les moyens préservatifs. 1 vol. in-8. 1832.   2 fr.

BRIERRE DE BOISMONT. *Des hallucinations, ou Histoire raisonnée des apparitions,* des visions, des songes, de l'extase, du magnétisme et du somnambulisme. 1861, 3ᵉ édition très augmentée. (*Sous presse.*)

BRIERRE DE BOISMONT. *Du suicide et de la folie suicide,* considérés dans leurs rapports avec la statistique, la médecine et la philosophie. 1856, 1 vol. in-8 de 680 pages.   7 fr.

BRIERRE DE BOISMONT. *De l'ennui* (*tœdium vitœ*). 1850, in 8.   1 fr. 50

BROC. *Essai sur les races humaines considérées sous les rapports anatomique et philosophique.* 1836, 1 vol. in-8, avec 11 fig.   3 fr. 50

BROGNIEZ. *Traité de chirurgie vétérinaire.* 1842-45, 3 vol. grand in-8, et atlas in-folio de 47 planches noires et coloriées représentant 433 fig.   30 fr.

BROUSSAIS. *Recherches sur la fièvre hectique.* Paris, 1803, in-8, br.   2 fr.

BROUSSAIS. *Examen des doctrines médicales.* 3ᵉ édition. 1829-1834. 4 vol. in-8.   8 fr.

BROUSSAIS. *De l'irritation et de la folie,* ouvrage dans lequel les rapports du physique et du moral sont établis sur les bases de la médecine physiologique, 2ᵉ édit. entièrement répondue, 1839, 2 vol. in-8.   6 fr.

BROWN. *Éléments de médecine,* trad. du latin, avec des addit., par M. Fouquier. 1805, 1 vol. in-8.   4 fr.

BRULET. *Observations diverses de chirurgie.* 1843, in-8.   1 fr. 25

BUCHAN. *Observations pratiques sur les bains de mer et les bains chauds,* traduites par Roussel. 1842, 1 vol. in 8.   2 fr.

BULLETINS DE LA SOCIÉTÉ ANATOMIQUE DE PARIS, rédigés par MM. Axenfeld, Bauchet, Bell, Bérard, Bourdon, Broca, Chassaignac, Demarquay, Denucé, Deville, Forget, Foucher, Giraldès, Gosselin, Lenoir, Leudet, Livois, Maréchal, Mercier, Pigné, Richard, Royer-Collard, Sestier, A. Tardieu, Thibault, Valleix, Vigla ; années 1826 à 1834, 1837, 1838, 1840 à 1855, 27 vol. in-8.

Prix des années 1826 à 1834, chacune   3 fr.

Prix des autres volumes, chacun   5 fr.

BURGGRAEVE. *Anatomie de texture,* ou Histologie appliquée à la physiologie et à la pathologie. 2ᵉ édition. Gand, 1845, 1 vol. grand in-8 de 720 pages avec 138 figures.   7 fr.

BURGGRAEVE. *Le génie de la chirurgie* considéré sous le rapport des pansements, des opérations, du diagnostic, du pronostic et du traitement. Gand, 1853, 1 vol. grand in-8 de 436 pages.   7 fr.

BURGGRAEVE. *Précis de l'histoire de l'anatomie,* comprenant l'examen comparatif des ouvrages des principaux anatomistes anciens et modernes. Gand, 1840, 1 vol. grand in-3.   6 fr.

BURIN DU BUISSON. *Étude de l'action chimique du perchlorure,* du persulfate et du perazotate de fer, sur les principes fibrino-albumineux du sang, in-8, 1853.   50 c.

BURNS. *Traité des accouchements* et des maladies des femmes et des enfants. 1855. 1 vol. in-8.   3 fr. 50

CABROL. *Biographie de J.-A. Antonini,* médecin en chef de l'année d'Afrique etc. 1846, 1 vol. in-8.   1 fr. 50

CAILLIOT. *Éléments de pathologie générale et de physiologie pathologique.* 1819, 2 vol. in-8.   6 fr.

CAMPARDON. *De la couperose,* 1847, in-8.   1 fr. 25

CANQUOIN. *Traitement du cancer,* excluant toute opération par l'instrument tranchant, suivi des modifications apportées dans le traitement des ulcères de l'utérus, et d'observations nombreuses. 2ᵉ édit. 1838, 1 vol. in-8.   6 fr.

CAPURON. *De l'accouchement* lorsque le bras de l'enfant se présente et sort le premier, br. in-8. 1828.   2 fr.

CARON. *Le Code des jeunes mères.* Traité théorique et pratique pour l'éducation physique des nouveau-nés. 1859, 1 vol. in-8.   3 fr. 50

CARPON. *Voyage à Terre-Neuve,* 1 vol. in-8. 1852.   2 fr. 50

CARRIÈRE. *Recherches sur les eaux minérales sodo bromurées de Salins.* 1856, in-12.   1 fr. 50

CARRON DU VILLARDS. *Recherches médico-chirurgicales sur l'opération de la cataracte,* les moyens de la rendre plus sûre, et sur l'inutilité des moyens médicaux pour la guérir sans opération. 2ᵉ édit. considérablement augmentée. 1837, 1 vol. in-8 de 440 p., avec 53 fig.   7 fr.

CARRON DU VILLARDS. *Guide pratique pour l'exploration méthodique et symptomatologique de l'œil et de ses annexes.* 1836, in-8.   1 fr.

CASTORANI. *De la kératite et de ses suites* 1856. 1 vol. in-8.   3 fr.

CASTORANI. *Mémoire sur la photophobie.* 1856, in-8.   75 c.

CASTORANI. *Causes de la cataracte lenticulaire.* 1857, in-8.   1 fr. 25

CATTELOUP. *Recherches sur la dysenterie du nord de l'Afrique.* 1851, in-8, br.   2 fr.

CELSE (A. C.). *Traité de la médecine en huit livres,* traduction nouvelle, 1 vol. in-12. 1824.   2 fr.

CERISE. *Exposé et examen critique du système phrénologique.* 1836, 1 vol. in-8.   4 fr. 50

CERISE. *Le médecin des salles d'asile,* ou manuel d'hygiène et d'éducation physique de l'enfance. 1836, 1 vol. in-8.   3 fr. 50

CHARCOT. *De l'expectation en médecine* (thèse d'agrégation). 1857, in-8.   1 fr. 50

CHAILLY et **GODIER.** *Précis de la rachidiorthosie,* nouvelle méthode pour le redressement de la taille sans lits mécaniques ni opérations chirurgicales. 1842, in-8.   1 fr. 50

CHARDON. *Des devoirs du médecin.* 1852, br. in-8.   1 fr. 50

CHARMEIL. *Recherches sur les métastases,* suivies de nouvelles expériences sur la génération des os. 1821. 1 vol. in-8 avec 17 fig.   3 fr.

CHARPIGNON. *Considérations sur les maladies de la moelle épinière,* in-8 1860.   1 fr.

CHASSAIGNAC. *De la circulation veineuse.* 1836. 1 vol. in-8.   3 fr.

CHAUSSIER. *Considérations sur les convulsions qui attaquent les femmes enceintes.* 2ᵉ édit., 1824 in-8, br.   1 fr. 25

CHAUSSIER. *Considérations sur les soins qu'il convient de donner aux femmes pendant le travail ordinaire de l'accouchement.* 1824, in-8.   1 fr. 25

CHELIUS. *Traité de chirurgie* ou des maladies chirurgicales et des opérations qui leur conviennent, traduit de l'allemand par J.-B. Pigné. 1844, 2 vol. in-8.   12 fr.

CHERVIN. *Examen des principes de l'administration en matière sanitaire,* 1827, 1 vol. in-8.   2 fr.

CHOMEL. *Leçons de clinique médicale*, faites à l'Hôtel-Dieu de Paris, recueillies et publiées sous ses yeux par MM. les docteurs Genest, Requin et Sestier. 1834-1840, 3 vol. in-8.   21 fr.

CHORIOL. *Considérations sur la fracture, les mouvements et les bruits du cœur*. 1841, br. in-4.   1 fr.

CHOULETTE. *Observations pratiques de chimie,* de pharmacie et de médecine légale, 1er fascicule, 1 vol. in-12. 1860.   1 fr. 50

CHRISTOPHE (de Toul). *Traité théorique et pratique des maladies nerveuses* avec leur traitement par la médecine chimique. 1854, in-12.   1 fr. 50

CHRISTOPHE. *Doctrine des impondérables* ou Nouveaux principes de médecine chimique. 1856, 1 vol. in-8.   6 fr.

CLAUDET. *Recherches sur la théorie* des principaux phénomènes de photographie dans le procédé du daguerréotype. 1850, in-8, avec 8 fig.   75 c.

CLAUDET. *Nouvelles recherches sur la différence entre les foyers visuels et photogéniques,* et sur leur constante variation. 2e Mémoire. 1851, in-8.   1 fr. 50

GLIET. *Utérotherme,* nouveau procédé pour le traitement des affections de la matrice. 1845, in-8, fig.   1 fr.

CLOQUET (H.). *Traité complet de l'anatomie de l'homme,* comparée dans ses points les plus importants à celle des animaux, et considérée sous le double rapport de l'histologie et de la morphologie. 1 vol. in-4, 100 pl.   40 fr.

CLOQUET (H.). *Osphrésiologie,* ou Traité des odeurs, du sens et des organes de l'olfaction, avec l'histoire détaillée des maladies du nez et des fosses nasales. 2e édit. 1821. 1 fort vol. in-8.   5 fr.

CLOQUET (J.). *Mémoire sur la membrane pupillaire* et sur la formation du petit cercle artériel de l'iris. 1818, in-8, br.   1 fr. 25

CLOQUET (J). *De l'influence des efforts sur les organes renfermés dans la cavité thoracique*. 1820, in-8, br.   1 fr. 25

COMBE (George). *Traité complet de phrénologie;* traduit de l'anglais par le docteur Lebeau. 2 forts vol. avec fig. 1844.   12 fr.

COMMAILLE et LAMBERT. *Recherches sur les eaux potables et minérales du bassin de Rome*. 1860, in-8.   2 fr.

COOPER (Astley). *OEuvres chirurgicales,* traduit de l'anglais avec des notes, par E. Chassaignac et G. Richelot. 1837, 1 vol. in-8.   6 fr.

CORNAZ. *Des abnormités congéniales des yeux et de leurs annexes.* 1848, in-8.   3 fr. 50

COSTE et DELPECH. *Recherches sur la génération des mammifères,* suivies de recherches sur la formation des embryons. 1834. 1 vol. in-4, avec 9 fig.   12 fr.

COSTER. *Manuel de médecine pratique basée sur l'expérience,* suivi de deux tableaux synoptiques des empoisonnements. 1837, 1 vol. in-18.   3 fr. 50

COSTES. *Histoire critique et philosophique* de la *doctrine physiologique.* 1849. 1 vol. in-8.   6 fr.

COSTES. *Réflexions sur le diabète sucré.* 1846, in-8.   2 fr.

COSTES. *Traitement de la fistule lacrymale.* 1856, in-8.   2 fr.

COSTES. *Étude comparative de l'action thérapeutique* des diverses préparations du fer. in-8. 1854.   1 fr. 50

COSTES. *Des tumeurs emphysémateuses du crâne,* 1858, in-8, br.   1 fr. 50

COTTEREAU. *Formulaire général,* ou Guide pratique du médecin, du chirurgien et du pharmacien. 1840, 1 vol. in-32.   2 fr. 50

COTTEREAU. *Note sur les sangsues qui sont livrées au commerce.* 1846, br. in-8.   1 fr. 50

COTTEREAU. *Essais historiques* sur les métaux que l'on rencontre quelquefois dans les corps organisés, avec la collaboration de M. Chevallier. 1849, in-8. 1 fr. 50

COTTEREAU. *Notice historique sur la poudre-coton.* 1847, in-8.   1 fr.

COTTEREAU. *Notice sur l'application du chlore gazeux au traitement de la phthisie* et sur un nouvel appareil.   75 c.

COTTEREAU. *Des altérations de l'urine* et des moyens physiques et chimiques pour les reconnaître. 1850, in-8.   1 fr. 50

COUDRET. *Recherches médico-physiologiques sur l'électricité animale,* 1 vol. in-8. 1837.   7 fr.

COULON. *Recherches et considérations médicales sur l'acide hydrocyanique,* son radical, ses composés et ses antidotes. 1859, 1 vol. in-8.   3 fr. 50

CRÉBESSAC-VERNET. *Mémoire sur le principe fondamental de la thérapeutique,* déduit de l'observation et de l'expérience, 1 vol. in-8. 1859.   1 fr. 50

CROCQ. *Traité des tumeurs blanches des articulations,* 1 vol. gr. in-8, avec planches lithographiées. 1853.   8 fr.

CUVIER. *Discours sur les révolutions de la surface du globe* et sur les changements qu'elles ont produits dans le règne animal, 8e édition, 1 vol. in-18, avec 7 figures.   2 fr. 50

DAGOUMER. *Précis historique de la fièvre rattachée à l'histoire philosophique de la médecine.* 1831, 1 vol. in-8.   2 fr. 50

DALLY (Eug.) *Plan d'une thérapeutique* par le mouvement fonctionnel. 1859, in-4.   2 fr.

DANCEL. *De l'influence des voyages sur l'homme* et sur ses maladies, 1 vol. in-8. 1846.   5 fr.

DE CANDOLLE. *Organographie végétale,* ou Description raisonnée des organes des plantes, 2 vol. in-8, avec 60 pl. représentant 422 fig.   12 fr.

DECÈS. *Varices artérielles,* et indications de leur traitement. 1857, in-4.   2 fr.

DECÈS. *Nouveau procédé de trachéotomie sous-cricoïdienne.* 1853, in-8.   1 fr. 25

DECOUX. *Mémoires et observations,* contenant des recherches sur le hoquet, sur les phlegmasies aiguës, des considérations sur le croup, etc., etc. 1842. br. in 8.   1 fr. 50

DECROZANT. *De l'asthme.* 1851, in-8, br.   2 fr. 50

DEGUISE, DUPUY et LEURET. *Recherches et expériences sur l'acétate de morphine.* 1824, in-8.   1 fr. 50

DE HALDAT. *Exposition de la doctrine magnétique,* ou Traité philosophique, historique et critique du magnétisme terrestre. 1852, 1 vol. in-8, fig.   3 fr. 50

DELABARRE. *Odontologie* ou observations sur les dents humaines suivies de quelques idées nouvelles sur le mécanisme des dentiers artificiels. 1815, 1 vol. in 8.   2 fr.

DELABARRE. *Traité de la seconde dentition et méthode naturelle de la diriger,* suivis d'un aperçu de séméiotique buccale. 1819, 1 vol. in-8, avec 22 planches.   10 fr.

DELABARRE fils. *De la gutta-percha et de son application aux dentures artificielles.* 1852, in-8, avec fig.   1 fr. 25

DELARROQUE. *Recherches sur les maladies abdominales* qui simulent, provoquent ou entretiennent des maladies de poitrine. 1838, 1 vol. in-8.   6 fr.

DELEAU. *L'ouïe et la parole rendues à Honoré Trezel,* sourd-muet de naissance, avec un rapport à l'Académie des sciences. 1825, in-8.   1 fr. 50

DELEAU. *Recherches pratiques sur les maladies de l'oreille* et sur le développement de l'ouïe et de la parole chez les sourds-muets. *Maladies de l'oreille moyenne.* 1838, 1 vol. in-8, fig.   8 fr.

DELACOUX. *Éducation sanitaire des enfants,* 2e édition, 1 volume in-8. 1829.   3 fr.

DELAFOND et **BOURGUIGNON.** *Pathologie et entomologie comparées de la psore* des animaux domestiques et de l'homme (ouvrage couronné par l'Institut). 1861, 1 fort vol. in-4 de 300 pages. *(Sous presse.)*

DELMONT. *Mémoire sur un nouveau procédé pour détruire le cordon dentaire des six dents antérieures et leur extraction.* 1824, br. in 8. 1 fr.

DELONDRE et **BOUCHARDAT.** *Quinologie.* Des quinquinas et des questions qui, dans l'état présent de la science et du commerce, s'y rattachent avec le plus d'actualité. 1854, 1 vol. gr. in-4, avec 23 pl. color. et 2 cartes.   40 fr.

DELPECH. *Chirurgie clinique de Montpellier,* ou observations et réflexions tirées des travaux de chirurgie clinique de cette école. 1823-1828, 2 vol. in-4, fig.   25 fr.

DE MOLÉON. *Rapport sur les travaux du conseil de salubrité de la ville de Paris,* de 1802 à 1840, 2 vol. in-8.   10 fr.

DENEUX. *Mémoire sur les bouts de sein,* ou mamelons artificiels, et les biberons. 1833, in-8, br.   1 fr. 50

DENEUX. *Propriétés de la matrice.* 1818, in-8.   1 fr. 25

DENEUX. *Accouchement spontané,* in-8.   1 fr. 25

DENEUX. *Observation sur une tumeur fibreuse de l'utérus* expulsée dans le vagin après un avortement au terme de quatre mois, et prise pour l'arrière-faix. 1829, in-4, fig.   1 fr. 25

DENIS. *Recherches d'anatomie et de physiologie pathologiques* sur plusieurs maladies des enfants nouveau-nés. 1826, 1 vol. in-8.   5 fr.

DENIS. *Essai sur l'application de la chimie à l'étude physiologique du sang de l'homme,* et à l'étude physiologico-pathologique, hygiénique et thérapeutique des maladies de cette humeur. 1838, 1 vol. in-8.   3 fr. 50

DENUCÉ. *Mémoire sur les luxations du coude.* 1854, in-4 avec 7 fig.   3 fr. 50

DE PUYSAYE et **LECONTE.** *Eaux d'Enghien,* au point de vue chimique et médical. 1853, 1 vol. in-8.   5 fr.

DESCHAMPS (d'Avallon). *Manuel de pharmacie, et Art de formuler,* contenant : 1° les principes élémentaires de pharmacie ; 2° des tableaux synoptiques : a. des substances médicamenteuses tirées des trois règnes, avec leurs doses et leurs modes d'administration ; b. des eaux minérales employées en médecine ; c. des substances incompatibles : 3° les indications pratiques nécessaires pour composer de bonnes formules ; suivi d'un *Formulaire de toutes les préparations iodées* publiées jusqu'à ce jour, par M. Deschamps (d'Avallon), pharmacien de la maison impériale de Charenton. 1856, 1 vol. gr. in-18 avec 19 figures.   6 fr.

DESCHAMPS (d'Avallon). *Manuel pratique d'analyse chimique*, 1859, 2 vol. in-8 de 1034 pages, contenant, l'un l'*Analyse qualitative*, l'autre l'*Analyse quantitative*, avec 80 fig. intercalées dans le texte.   12 fr.

Cet ouvrage est formé de neuf parties distinctes :

La *première* se compose de l'analyse à l'aide du chalumeau, de la définition des propriétés physiques des corps et des opérations qu'il faut connaître avant de faire une analyse.

La *deuxième* a pour but d'indiquer comment il faut préparer les réactifs.

La *troisième* traite de l'étude des propriétés physiques et chimiques des corps et des modifications que ces corps éprouvent sous l'influence des réactifs.

La *quatrième* est l'exposé de la méthode à suivre, lorsqu'on veut faire une analyse qualitative par *voie humide* ; c'est la partie principale du 1er vol.

La *cinquième* traite de l'analyse quantitative par la *méthode des pesées*.

La *sixième* est consacrée à l'*analyse volumétrique*.

La *septième* traite de l'*analyse organique*.

La *huitième* est affectée à l'*analyse des gaz*.

La *neuvième* est entièrement destinée aux *calculs* qu'il faut exécuter pour terminer un travail analytique.

Enfin, un chapitre est consacré aux *équivalents*.

DESGENETTES. *Histoire médicale de l'armée d'Orient.* 1802, 1 vol. in-8. 5 fr.

DESMARRES. *Traité théorique et pratique des maladies des yeux*, par M. le docteur L.-A. Desmarres, professeur de clinique ophthalmologique, etc. 1854-1858, 2e édition, 3 forts volumes in-8 avec 205 figures intercalées dans le texte.   23 fr.

M. Desmarres a classé les maladies des yeux dans l'ordre anatomique, sans négliger cependant les signes que les diathèses impriment à la marche des maladies. Le livre est divisé en deux parties principales :

La *première* comprend les maladies de l'orbite (parties dures et parties molles), celles de l'appareil lacrymal, de la membrane semi-lunaire, de la caroncule lacrymale, enfin celles des paupières.

La *seconde partie* qui occupe les 2e et 3e volumes en entier, comprend, sous 14 chapitres, les maladies du globe de l'œil.

DESMARRES. *Mémoire sur une méthode d'employer le nitrate d'argent dans quelques ophthalmies.* 1842, in-8.   2 fr.

DESMARRES ET ROBIN. *Description d'une espèce particulière de tumeurs de la chambre antérieure*, qui a pour origine l'hypergénèse de quelques éléments de la cornée. 1855, in-8.   » 75

DESPINE fils. *Manuel de l'étranger aux eaux d'Aix en Savoie.* 1850, 1 vol.   2 fr.

DESPINE (Marc). *Annuaire de la mortalité générale.* 1844-1845, br. in-8. 3 fr.

DESPRÉS. *Des divisions congénitales des lèvres*, de la voûte et du voile du palais. 1842, in-8, br.   2 fr.

DESPRETZ. *Traité élémentaire de physique* (*ouvrage adopté par le Conseil de l'instruction publique*). 1836, 4e édit. 1 vol. in-8, et 17 pl., br.   10 fr.

DEUBEL. *De l'avortement spontané.* Strasbourg, 1834, in-4, br.   2 fr. 50

DEVAY. *Des instituts hygiéniques de Pythagore* et de leur influence sur les sociétés antiques. 1842, br. gr. in-8.   1 fr. 50

DEVAY et **GUILLERMOND.** *Recherches nouvelles sur le principe actif de la ciguë* (conicine) et de son mode d'application aux maladies cancéreuses et aux engorgements de la matrice et du sein. 2e édition, 1 vol. in-8, 1853.   3 fr.

DEVERGIE (Alphonse). *Médecine légale théorique et pratique* avec le texte et l'interprétation des lois relatives à la médecine légale, revus et annotés par M. Dehaussy de Robécourt, conseiller à la cour de cassation. 1852, 3e édit., 3 vol. in-8.   23 fr.

Le *premier* volume traite : 1o certificats, rapports et consultations médico-légales ; 2o responsabilité médicale ; 3o mariage ; 4o séparation de corps ; 5o grossesse ; 6o avortement ; 7o accouchement ; 8o paternité, maternité, naissances précoces et tardives, superfétation ; 9o supposition, substitution d'enfant; 10° infanticides; 11° attentats à la pudeur; 12° maladies simulées; 13° aliénation mentale.

Le *second* volume traite : 1° coups et blessures volontaires et involontaires; 2° mort subite; 3° mort apparente; 4° époque de la mort; 5° putréfaction cadavérique; 6° autopsie; 7° exhumations; 8° identité; 9° suicide; 10° asphyxie en général, 11° asphyxie par submersion; 12° pendaison et strangulation; 13° combustion spontanée.

Le *troisième* volume traite les empoisonnements et toutes les questions de chimie légale.

DEVERGIE. *Recherches historiques et médicales sur l'origine, la nature et le traitement de la syphilis.* in 8.   1 fr.

DEVERGIE. *Notice sur le traitement simple antiphlogistique et rationnel des maladies vénériennes.* 1835, in-8.   1 fr.

DEVERGIE. *Incontinence d'urine et son traitement rationnel par la méthode des injections.* 1840, 1 vol. in-8.   2 fr.

DEVERGIE. *Catarrhe chronique.* Faiblesse et paralysie de la vessie. 1840, 1 vol. in-8.   2fr.

DEVERGIE. *Lettres sur la syphilis.* 1840-1841, br. in-8.   1 fr. 50

DEZEIMERIS. *Lettres sur l'histoire de la médecine* et sur la nécessité de l'enseignement de cette science, suivies de fragments sur l'histoire de la chirurgie, *amputation, bronchotomie, anévrysme, fractures en général.* 1838, 1 vol. in-8.   4 fr.

DOISY. *Flore du département de la Meuse.* 1835, 2 vol. in-18.   3 fr. 50

D'OROSZKO. *Recherches sur l'homœopathie.* 1839, 1 vol. in-8.   6 fr.

DOUBOVITSKI. *Reproduction fidèle des discussions* qui ont eu lieu sur la lithotripsie et la taille à l'Académie royal de Médecine en 1835. 1838, 1 vol. in-8.   3 fr.

DRAPIEZ. *Dictionnaire classique des sciences naturelles,* contenant un choix des meilleurs articles puisés dans tous les dictionnaires qui ont traité des sciences; augmenté des travaux et découvertes effectués depuis leur publication. 10 vol. gr. in-8, avec 200 pl. color. Bruxelles, 1837 à 1845.   100 fr.

DROUOT. *La vérité sur le traitement médical des cataractes et sur les résultats des opérations chirurgicales.* 1848, in-8.   1 fr. 25

DROUOT. *Des effets pernicieux du mercure.* (onguent napolitain, calomel, etc), et de quelques autres agents exclusivement appliqués au traitement des maladies des yeux. 1849, in-8.   1 fr. 25

DROUOT. *Traité médical des cataractes,* des névralgies, amauroses, etc., ou exposé des principes et des moyens de procurer la guérison des maladies qui causent le trouble, l'affaiblissement et la perte de la vue (sans opérations chirurgicales), 4e édit. 1 vol. in-8. 1858.   6 fr.

DUBOIS. *Matière médicale indigène,* ou Histoire des plantes médicinales qui croissent spontanément en France et en Belgique (ouvrage couronné par la Société de médecine de Marseille, en réponse à cette question : *Des ressources que la flore médicale indigène présente aux médecins de campagne ?*) 1848. 1 vol. in 8.   7 fr.

DUBOIS (d'Amiens). *Traité des études médicales* ou de la manière d'étudier et d'enseigner la médecine. 1840, 1 vol. in-8.   4 fr.

DUBOIS (d'Amiens). *Philosophie médicale ;* Examen des doctrines de Cabanis et de Gall. 1845. 1 vol. in-8.   5 fr.

DUBOIS (Amable). *Manuel du malade à Vichy,* 1 vol. in-12. 1860.   2 fr. 50

DUBOUCHET. *Maladies des voies urinaires et des organes de la génération,* contenant la rétention d'urine, les rétrécissements de l'urèthre, les maladies de la glande prostate, de la vessie, des testicules, des vésicules séminales et des conduits spermatiques, des reins et des uretères; la stérilité et l'impuissance; le diabète sucré ou glycosurie; la gravelle et les calculs de la vessie. 10e édition, 1851, 1 vol. in-8.   5 fr.

DUCHESNE DUPARC, *Nouvelle prosopalgie* ou traité pratique des éruptions chroniques du visage (Couperose, mentagre, taches, tumeurs vasculaires), etc., etc. 1 vol. in-8.   3 fr.

DUFRESSE-CHASSAIGNE. *Traité du strabisme et du bégaiement.* 1841, 1 vol. in-8, fig.   2 fr.

DUGÈS. *Traité de physiologie comparée de l'homme et des animaux.* 1838, 3 vol. in-8. fig.   10 fr.

DUPARCQUE. *Traité des maladies de la matrice.* 1839, 2 vol. in-8, 2ᵉ édition.   12 fr.

DUPIERRIS (Martial). *Mémoire sur les rétrécissements organiques du canal de l'urèthre* et sur l'emploi de nouveaux instruments de scarification et d'incision pour obtenir la cure radicale de cette maladie ; 2ᵉ édition. 1847, 1 vol. in-8, avec 19 figures.   5 fr.

DUPUYTREN. *Leçons orales de clinique chirurgicale* faites à l'Hôtel-Dieu de Paris, par le baron Dupuytren, chirurgien en chef, recueillies et publiées par MM. les docteurs Brierre de Boismont et Marx, 1839, 2ᵉ édition entièrement refondue, 6 volumes in-8.   14 fr.

DURAND-FARDEL. *Traité thérapeutique des eaux minérales* de France et de l'étranger, et de leur emploi dans les maladies chroniques, telles que les scrofules, les maladies de la peau, les affections catarrhales, la phthisie, le rhumatisme, la goutte, la dyspepsie, la gastralgie, l'entérite, les maladies du foie, les calculs biliaires, la gravelle, le catarrhe vésical, les maladies de la matrice, les paralysies, la syphilis, la chlorose, les fièvres intermittentes, l'albuminurie, le diabète, etc. 1857, 1 vol. in-8 de 774 pages, avec carte coloriée.   8 fr.

DURAND-FARDEL. *Traité pratique des maladies des vieillards.* 1854, 1 fort vol. in-8 de 924 pages.   9 fr.

DURAND-FARDEL. *Traité du ramollissement du cerveau* (ouvrage couronné par l'Académie de médecine). 1843, 1 vol. in-8.   7 fr.

DURINGE. *De l'homœopathie,* ses avantages et ses dangers. 1834, 1 vol. in-8,   4 fr. 50

EDWARDS et **VAVASSEUR.** *Nouveau formulaire pratique des hôpitaux.* 4ᵉ édit., revue, corrigée et augmentée, par M. Mialhe, 1841, 1 vol. in-32.   3 fr. 50

ETOC-DEMAZY. *Recherches statistiques sur le suicide,* appliquées à l'hygiène publique et à la médecine légale. 1844, 1 vol. in-8.   4 fr. 50

FABRE. *Dictionnaire des dictionnaires de médecine français et étrangers,* avec un volume supplémentaire rédigé sous la direction du docteur Ambroise Tardieu. 1851, 9 vol. in-8. (*Voir page 4.*)   45 fr.

FABRE. *Choléra-morbus.* Guide du médecin praticien dans la connaissance et le traitement de cette maladie, suivi d'un dictionnaire de thérapeutique et d'un formulaire spécial. 1854, 1 vol. in-8.   5 fr.

FABRE D'OLIVET. *Notions sur le sens de l'ouïe en général et en particulier sur le développement de ce sens opéré,* chez Rodolphe Grivel, et chez plusieurs autres enfants sourds-muets de naissance. 2ᵉ édition augmentée. 1819, 1 vol. in-8.   2 fr.

FABRE-TERRENEUVE. *La nouvelle agnodice* ou Précis de médecine. 1830, 1 vol. in-8.   1 fr.

FALLOT. *Mémorial de l'expert dans la visite sanitaire des hommes de guerre,* etc. 1837, 1 vol. in-8.   6 fr.

FAURE. *Observations sur l'iris,* sur les pupilles artificielles et sur la kératonyxis, 1819, in-8.   1 fr. 50

FERMOND. *Monographie des sangsues médicinales,* contenant la description, la reproduction, l'éducation. la conservation, les maladies, l'emploi, le dégorgement de ces annélides. 1854, 1 vol. in-8 de 520 pages, avec 36 figures.   6 fr.

FERMOND. *Monographie du tabac,* contenant l'historique, les propriétés thérapeutiques, physiologiques et toxicologiques, les diverses espèces, sa culture, sa préparation, son analyse chimique, ses falsifications, etc. 1857, 1 vol. in-8.   5 fr.

FERMOND. *Études sur la symétrie,* considérée dans les trois règnes de la nature. 1856, 1 vol. in-8.   2 fr. 50

FERRUS. *Des prisonniers,* de l'emprisonnement et des prisons, 1850, 1 vol. in-8,   7 fr.

FERRUS. *De l'expatriation pénitentiaire,* pour faire suite à l'ouvrage précédent. 1853, 1 vol. in-8.   3 fr.

FIGUIER et NANCE. *Nouvelle pharmacopée de Londres* ou Codex officiel d'Angleterre, traduction par MM. Figuier et Nance. 1844, 1 vol. in-32.   2 fr.

FILHOS. *De la cautérisation du col de l'utérus avec le caustique solidifié de potasse et de chaux.* 1847, in-8.   1 fr. 50

FILHOS. *Considérations pratiques sur les affections du col de l'utérus.* 1847, in-8.   2 fr.

FILHOS. *Considérations pratiques sur le cancer du sein et la diathèse cancéreuse.* 1855, in-8, br.   2 fr.

FLORIO. *Description historique, théorique et pratique de l'ophthalmie purulente,* observée de 1835 à 1839 dans l'hôpital militaire de Saint-Pétersbourg, 1841, 1 vol. in-8, avec 22 fig. col.   7 fr.

FODÉRÉ. *Essai médico-légal sur diverses espèces de folie.* 1832, 1 vol. in-8.   3 fr. 50

FORGET. *Traité de l'entérite folliculeuse* (fièvre typhoïde). 1 vol. in-8, 1841.   4 fr.

FOSSATI. *Manuel pratique de phrénologie,* ou physiologie du cerveau, d'après les doctrines de Gall, Spurzheim, Combe, etc. 1845, 1 vol. gr. in-18, avec 45 fig.   6 fr.

FOTHERGILL. *Remarques sur l'hydrocéphale interne,* ou hydropisie des ventricules du cerveau, trad. de l'anglais. 1807. in-8.   1 fr. 25

FOURCADE-PRUNET. *Maladies nerveuses des auteurs,* rapportées à l'irritation de l'encéphale, des nerfs cérébro-rachidiens et splanchniques, avec ou sans inflammation. 1826, 1 vol. in-8.   4 fr.

FOURCAULT. *Sa biographie.* 1845, br. in-4.   1 fr.

FOURCAULT. *Causes générales des maladies chroniques,* spécialement de la *phthisie pulmonaire,* avec l'exposé des recherches expérimentales sur les *fonctions de la peau,* suivies de l'hygiène des personnes prédisposées aux maladies chroniques et spécialement à la *phthisie pulmonaire,* ou moyens de prévenir le développement de ces affections. 1844, 1 vol. in-8.   7 fr.

On vend séparément l'*hygiène* des personnes prédisposées aux maladies chroniques et à la *phthisie pulmonaire.* 1844, 1 vol. in-8.   3 fr. 50

FOURCAULT. *Du choléra épidémique.* 1849, in-8, br.   2 fr.

FOURNET. *Recherches cliniques sur l'auscultation des organes respiratoires et sur la première période de la phthisie pulmonaire,* faites dans le service de M. le prof. Andral. 1839, 2 vol. in-8.   8 fr.

FOURNIER. *Études cliniques sur les douches oculaires et la glace appliquées au traitement des phlegmasies de l'œil.* 1857, in-8, br.   2 fr.

FOVILLE. *Déformation du crâne résultant de la méthode la plus générale de couvrir la tête des enfants.* 1834, in-8 de 74 pages, avec 12 fig.
2 fr. 50

FOY. *Traité de matière médicale et de thérapeutique,* appliquée à chaque maladie en particulier, 1843, 2 vol. in-8 de 1456 pages.
14 fr.

FOY. *Formulaire des médecins praticiens,* contenant : 1° les formules des hôpitaux civils et militaires, français et étrangers ; 2° l'examen et l'interrogatioñ des malades ; 3° un mémorial raisonné de thérapeutique ; 4° les secours à donner aux empoisonnés et aux asphyxiés ; 5° la classification des médicaments, d'après leurs effets thérapeutiques ; 6° un tableau des substances incompatibles ; 7° l'art de formuler. 4ᵉ édition, 1844, 1 vol. in-18.
3 fr. 50

FOY. *Manuel d'hygiène publique et privée,* ou Histoire des moyens propres à conserver la santé et à perfectionner le physique et le moral de l'homme. 1845, 1 vol. grand in-18.
4 fr. 50

FOY. *Mémorial de thérapeutique à l'usage des médecins praticiens,* contenant la médecine, la chirurgie, les accouchements. 1861, 1 vol. in-8. (*Sous presse.*)

FOY. *Choléra-morbus.* Premiers secours à donner aux cholériques avant l'arrivée du médecin. 1849, 1 vol. in-18.
1 fr. 25

FRANC. *Observations sur les rétrécissements de l'urèthre par cause traumatique et sur leur traitement.* 1840, 1 vol. in-12.
1 fr. 50

FRANCK (Joseph). *Traité de pathologie interne,* traduit du latin, par Bayle, agrégé de la Faculté de médecine de Paris. 1838-1845, 6 vol. in-8.
20 fr.

GAIRAL. *Du strabisme.* 1840, in-8 br.
2 fr. 50

GAIRAL. *Recherches sur la surdité,* considérée sous le rapport de ses causes et de son traitement, et méthode nouvelle pour la cautérisation de la trompe d'Eustache. 1836, in-8.
1 fr. 50

GAIRAL. *Amputation partielle de la main.* 1833, in-8, br.
1 fr. 25

GALLOT. *Recherches sur la teigne,* suivies des moyens curatifs nouvellement employés pour la guérison de cette maladie. Paris, 1803, in-8 br.
2 fr.

GALTIER. *Traité de matière médicale* et des indications thérapeutiqnes des médicaments. 1839, 2 vol. in-8.
10 fr.

GARIOT. *Traité des maladies de la bouche.* d'après l'état actuel des connaissances en médecine et en chirurgie, etc., etc. 1 vol. in 8, relié (*rare*).
12 fr.

GARNIER (Jules). *Une visite à la voirie de Montfaucon,* considérée sous le point de vue de la salubrité publique. 1844, 1 vol. in-12.
1 fr.

GASTÉ. *Abrégé de l'histoire de la médecine,* considérée comme science et comme art, dans ses progrès et son exercice, depuis son origine jusqu'au xixᵉ siècle. 1835, 1 vol. in-8.
4 fr.

GAUDET. *Recherches sur l'usage et les effets hygiéniques et thérapeutiques des baïñs de mer.* 3ᵉ édit., 1844, 1 vol. in-8.
6 fr.

GAULTIER DE CLAUBRY. *De l'identité du typhus et de la fièvre typhoïde.* 1844, 1 vol, in-8.
3 fr.

GAUSSAIL. *De la fièvre typhoïde,* de sa nature et de son traitement. Paris, 1839, in-8.
3 fr. 50

GAUTHERIN. *L'art de formuler* ou tableau synoptiques des doses des médicaments et des formes pharmaceutiques sous lesquelles ils doivent être administrés, 2ᵉ édition augmentée d'un formulaire pratique contenant les formules le plus généralement employées dans les hôpitaux de Paris. 1838, 1 vol. in-18.
2 fr.

GAUTHIER. *Recherches historiques sur l'exercice de la médecine dans les temples,* chez les peuples de l'antiquité. 1844, 1 vol. in-12.
3 fr. 50

GAY-LUSSAC. *Recherches sur les maladies vénériennes primitives,* Considérées sur l'homme doué d'une saine constitution. 1803, br. in-8.   1 fr.

GAY-LUSSAC. *Cours de chimie professé à la Faculté des sciences.* Histoire des sels, la chimie végétale et animale. 1833, 2 vol. in-8.   7 fr.

GAY-LUSSAC. *Instruction sur l'essai des matières d'argent par la voie humide;* suivie des documents officiels relatifs à la rectification en France, du mode d'essai des matières d'or et d'argent, généralement suivi en Europe. 1830-1832, 2 vol. in-4 avec 48 fig.   10 fr.

GELEZ. *Histoire générale des membranes séreuses et synoviales,* les bourses muqueuses, des kystes, sous le rapport de leur structure, de leurs fonctions, de leurs affections et de leur traitement. 1845, 1 vol. in-8.   6 fr.

GELY. *Recherches sur l'emploi d'un nouveau procédé de suture contre les divisions de l'intestin,* et sur la possibilité de l'adossement de cet organe avec lui-même dans certaines blessures. 1844, in-8, avec 21 fig.   2 fr. 50

GENDRIN. *De l'influence des âges sur les maladies.* 1840, in-8.   2 fr.

GENDRIN. *Histoire anatomique des inflammations.* 1826, 2 volumes in-8,   10 fr.

GENDRIN. *Traité philosophique de médecine pratique.* 1838-43. 3 volumes in-8.   21 fr.

GENDRON. *Mémoire sur les fistules de la glande parotide et de son conduit excréteur.* 1820, br. in-8.   1 fr.

GEOFFROY. *Hygiène,* ou Art de conserver la santé; poëme latin traduit en vers français avec des notes, par M. Lequenne-Cousin. 1839, 1 vol. in-8.   6 fr.

GEOFFROY-SAINT-HILAIRE. *Histoire naturelle des mammifères,* comprenant quelques vues préliminaires de l'histoire naturelle, et l'histoire des singes, des makis, des chauves-souris et de la taupe. 1834, 1 vol. in-8.   8 fr.

GEORGII. *Kinésithérapie,* ou traitement des maladies par le mouvement, d'après le système de Ling, et suivi d'un abrégé de l'éducation physique des enfants. 1847, in-8, br.   2 fr.

GERHARDT. *Précis de chimie organique.* 1844-1845, 2 vol. in-8.   7 fr.

GINTRAC (E.). *Cours théorique et clinique de pathologie interne et de thérapie médicale,* 1853-1859, 5 vol. gr. in-8 de 2250 pages.   35 fr.
— Les tomes 4 et 5 se vendent séparément.   14 fr.

Dans les trois premiers volumes, l'auteur consacre d'abord un chapitre à des *notions préliminaires* sur les bases et l'origine de la médecine, puis un autre à un *précis de Bionomie* dans lequel il expose les phénomènes et les lois de l'organisme; enfin, il aborde *la pathologie et la thérapie générales.* Après avoir exposé les généralités de la pathologie et les généralités de la thérapie, l'auteur parle des maladies en général : 1° lésions congénitales, monstruosités; 2° lésions mécaniques, chimiques et toxiques; 3° lésions vitales et organiques.
Dans les 4° et 5° volumes, l'auteur traite les fièvres éruptives et exanthèmes aiguës, et les maladies cutanées chroniques.

GINTRAC (E.). *Observations et recherches sur la cyanose ou maladie bleue.* Paris, 1824, 1 vol. in-8.   4 fr.

GINTRAC (E.). *Mémoires et observations de médecine clinique et d'anatomie pathologique.* 1830, 1 vol. in-8, fig.   4 fr.

GINTRAC (E.). *Observations sur les principales eaux sulfureuses des Pyrénées.* 1841, in-8, br.   1 fr. 25

GINTRAC (E.). *Recherches sur l'oblitération de la veine porte* et sur les rapports de cette lésion avec le volume du foie et la sécrétion de la bile. 1856, in-8.   1 fr. 50

GINTRAC (E.). *Note sur un monstre exencéphalien (pleurencéphale).* 1856, in-8.   1 fr.

GINTRAC (E.). *Étude anatomo-pathologique sur l'hydroméningocélie.* 1860, in-8.   1 fr.

GINTRAC (E.). *Considérations sur la cyclocéphalie.* 1860, in-8.   1 fr.

GINTRAC (Henri). *Essai sur les tumeurs solides intra-thoraciques.* 1845, in-4, br.   1 fr. 50

GINTRAC (Henri). *Études sur les effets thérapeutiques du tartre stibié à haute dose.* 1851, 1 vol. in-8.   3 fr. 50

GIRAUDEAU DE SAINT-GERVAIS. *Guide pratique pour l'étude et le traitement des maladies de la peau.* 1842. 1 vol. in-8, avec 30 fig. col.   6 fr.

GIRAUDEAU DE SAINT-GERVAIS. *Traité des maladies syphilitiques.* 2ᵉ édit. 1840, 1 vol. in-8, fig.   7 fr. 50

GODINE. *Éléments d'hygiène vétérinaire,* suivis de recherches sur la morve, le cornage, la pousse et la cautérisation. 1845, 1 vol. in-8.   3 fr. 50

GOHIER. *Nouvel appareil pour le traitement des fractures du col du fémur.* 1835, in-8, avec 11 fig.   1 fr. 50

GONDRET. *Mémoire sur le traitement de la cataracte.* 1828, br. in-8.   2 fr.

GOYRAND. *Mémoire sur la fracture par contre-coup de l'extrémité inférieure du radius.* 1836, in-8, avec 14 fig.   1 fr. 50

GRODDECK. *De la maladie démocratique,* nouvelle espèce de folie, traduit de l'allemand. 1850, in-8, de 64 pag.   1 fr. 25

GROS. *Note sur l'œil de la baleine,* présentée au Congrès ophthalmologique de Bruxelles. 1858, in-8, fig.   75

GROSOURDY (DE). *Chimie médicale.* Traité de chimie considérée dans ses applications à la médecine, tant théorique que pratique. 1838-1839, 2 vol. in-8.   6 fr.

GUÉPIN. *Suppression de la syphilis,* pétition à la Chambre des députés. 1846, in-8, br.   1 fr. 50

GUÉPIN. *L'œil et la vision ;* étude physiologique. 1856, in-8.   1 fr. 50

GUÉPIN. *Nouvelles études théoriques et cliniques sur les maladies des yeux,* l'œil et la vision. 1ᵉʳ fascicule. 1857, in-8, br.   2 fr. 50

GUERBOIS. *Des complications des plaies après les opérations,* contenant le tétanos, la commotion, la douleur, la phlébite, l'érysipèle, etc. 1836, in-8, br.   2 fr. 50

GUILLOT (Nathalis). *La lésion, la maladie* (thèse de concours pour la chaire de pathologie médicale). 1851, in-8.   2 fr. 50

GUISLAIN (J.). *Traité sur l'aliénation mentale et sur les hospices des aliénés.* Amsterdam, 1826, 2 vol. in-8, avec 12 pl.   10 fr.

GUYÉTANT. *Conseils aux femmes* ou moyens de se préserver et de se guérir de la leucorrhée. 1836, 1 vol. in-12.   1 fr. 50

HALLER. *Elementa physiologiæ corporis humani,* Lausanne. 1757, 9 vol. in-4, rel.   50 fr.

HALLER. *Auctarium ad elementa physiologiæ corporis humani.* Lausannæ. 1782, 4 fascicules in-4.   15 fr.

HAMILTON. *Observations sur les avantages et l'emploi des purgatifs dans plusieurs maladies,* trad. de l'angl. par Lafisse. 1825, 1 vol. in-8.   3 fr. 50

HAREL DU TANCREL. *Thérapeutique de la phthisie pulmonaire,* 1830, in-8 br.   2 fr.

HAXO. *Fécondation artificielle et éclosion des œufs de poissons.* 1853, in-8, br.   2 fr. 50

HENRY (Ossian) père et fils. *Traité pratique d'analyse chimique des eaux minérales* potables et économiques, avec leurs principales applications à l'hygiène et à l'industrie. Considérations générales sur leur formation, leur thermalité, leur aménagement, etc. Fabrication des eaux minérales artificielles, etc. 1859, 1 vol. in-8 de 680 p. avec 131 fig. intercalées dans le texte.   12 fr.

HENRY fils (Ossian). *Essai sur l'emploi médical et hygiénique des bains,* in-4. 1855.   3 fr. 50

HENRY fils (Ossian). *Recherches chimiques et médicales sur les matières organiques des eaux sulfureuses (barégines et sulfuraires).* 1860, in-8.   1 fr. 50

HENRY fils (Ossian). *Des radicaux composés,* (thèse pour l'agrégation), in-8. 1860.   2 fr.

HENRY fils (Ossian) et CHEVALLIER fils. *Études chimiques médico-légales sur le phosphore,* in-8. 1857.   1 fr. 50

HENRY fils (Ossian) et HUMBERT (Em.). *Recherches chimiques et médico-légales, sur l'acide cyanhydrique et ses composés dans les arts,* in-8. 1857.   1 fr.

HENRY fils (Ossian) ET HUMBERT (Em.). *Nouvelle méthode analytique pour connaître l'iode et le brome;* recherches de ces métalloïdes dans les eaux minérales, leur présence dans l'eau de Vichy, in-8. 1857.   1 fr.

HENRY fils (Ossian) et REVEIL. *Notice sur les eaux, les eaux mères et les sels de Salies* (Béarn). 1860, in-8.   1 fr. 50

HERNANDEZ. *Essai sur le typhus, ou sur les fièvres dites malignes, putrides, bilieuses, muqueuses, jaunes, la peste,* 1 vol. in-8. 1816.   3 fr.

HILDENBRAND. *Manuel de clinique médicale, ou principes de clinique interne,* traduit du latin et augmenté d'une préface, de notes historiques, critiques, dogmatiques et pratiques, par Dupré. 1849, 1 vol. in-12.   3 fr. 50

HILDENBRAND. *Médecine pratique,* traduite du latin, avec un discours sur l'histoire des cliniques et des notes par A. Gautier. 1824, 2 vol. in-8.   6 fr.

HILLAIRET (J.-E.) *Notice sur l'empoisonnement par l'arsenic,* sur l'emploi de l'appareil de Marsh et des autres moyens de doser ce toxique. 1847, br. in-8. 2 fr.

HIPPOCRATE. *Aphorismes latins-français tirés des documents de la bibliothèque du Roi,* par MM. Quenot et Wahu, 1 vol. in-18. 1843.   1 fr. 50

HOUEL. *Manuel d'anatomie pathologie générale et appliquée,* contenant le catalogue et la description des pièces déposées au musée Dupuytren, 1857, 1 vol. in-18, de 857 pag.   7 fr.

HOUEL. *Des plaies et des ruptures de la vessie.* (Concours pour l'agrégation en chirurgie). 1857, in-8, br.   2 fr.

HOUEL. *Mémoire sur l'encéphalocèle congénitale.* 1859, in-8, br.   1 fr. 25

HOUEL. *Des tumeurs du corps thyroïde.* (Concours d'agrégation), in-8. 1860.   2 fr.

HUFELAND. *Manuel de médecine pratique,* fruit d'une expérience de 50 ans, suivi de considérations pratiques sur la saignée, l'opium et les vomitifs, traduit de l'allemand par le docteur Jourdan, 2e édition corrigée et augmentée d'un Mémoire sur les fièvres nerveuses. 1848, 1 vol. in-8 de 750 pages.   8 fr.

HUREAUX. *Manuel de la médecine et de la pharmacie réformées,* contenant: 1° Le répertoire de matière médicale, avec le prix rationnel des médicaments les plus utiles; suivi d'une instruction sur l'art de conserver et d'embellir la santé par les soins de l'hygiène privée et par l'usage de la parfumerie pharmaceutique; 2° le memento du médecin praticien, donnant l'indication concise du traitement des maladies; 3° la médecine éliminative, ou l'art de guérir avec certitude, enseigné par la nature, 2 vol. in-8, 1859-1860.   2 fr.

— *On vend séparément* la médecine éliminative ou l'art de guérir avec certitude enseigné par la nature, 1 vol. in-8, formant le tome II, du manuel de la médecine et de la pharmacie réformées.   1 fr.

HUTIN. *Étude de la stérilité chez la femme* (clinique de Plombières). 1859, in-8, br.   2 fr. 50

HUTIN. *Guide des baigneurs aux eaux minérales de Plombières.* 4e édit. 1856, 1 vol. in-18.   2 fr.

HUTIN. *Examen pratique des maladies de matrice,* 1 vol. in-8.   4 fr.

IMBERT. *Traité pratique des maladies des femmes,* par F. Imbert, ex-chirurgien en chef de la Charité de Lyon. 1840, 1 vol. in-8.   6 fr.

ISAMBERT. *Études chimiques, physiologiques et cliniques sur l'emploi thérapeutique du chlorate de potasse,* spécialement dans les affections diphthéritiques (croup, angine couenneuse, etc.). 1856, 1 vol. in-8.   2 fr. 50

ISNARD. *Aide-mémoire de l'opérateur,* comprenant les opérations élémentaires, les ligatures, d'artères les amputations dans la contiguité et dans la continuité des membres et les résections des extrémités articulaires. 1849, 1 vol. in 18, avec 60 planches représentant 213 sujets.   5 fr.

JACQUEMIER. *Manuel des accouchements et des maladies des femmes grosses et accouchées,* contenant les soins à donner aux nouveau-nés. 1846, 2 vol. gr. in-18 de 1520 pag. avec 63 fig. dans le texte.   9 fr.

JACQUEMIER. *Développement de l'œuf humain.* 1851, in-8.   1 fr. 25

JACQUEMIER. Voyez NAEGELÉ.

JAMAIN. *Nouveau traité élémentaire d'anatomie descriptive et de préparations anatomiques,* par M. le docteur Jamain, chirurgien des hôpitaux, suivi d'un *Précis d'embryologie,* par M. Verneuil, agrégé et chirurgien des hôpitaux, 2e édition. 1861, 1 vol. grand in-18 de 900 pages avec 200 fig. intercalées dans le texte.   12 fr.

JAMAIN. *Manuel de petite chirurgie contenant les pansements,* les médicaments topiques, les bandages, les appareils de fractures et des affections articulaires, l'application des bandages herniaires et des pessaires, les pansèments des plaies, des hémorrhagies, de la gangrène, des brûlures, des ulcères, la rubéfaction, la vésication, la cautérisation, les ponctions, la vaccination, les incisions, la saignée, les ventouses, le cathétérisme, l'extraction des dents, les agents anesthésiques, etc. 1860, 3e édition refondue. 1 vol. gr. in-18 de 716 pages, avec 307 fig.   7 fr.

JAMAIN. *Manuel de pathologie et de clinique chirurgicales.* 1859, 2 vol. gr. in-18.   14 r.

JAMAIN. *De l'exstrophie ou extroversion de la vessie.* 1845, in-4, br.   1 fr. 50

JAMAIN. *De l'hématocèle du scrotum.* 1853, in-8, br.   2 fr. 50

JAMAIN. *Archives d'ophthalmologie,* comprenant les travaux les plus importants sur l'anatomie, la physiologie, la pathologie, la thérapeutique et l'hygiène de l'appareil de la vision. 1853-1856, 6 vol. in-8, fig.   20 fr.

JAMAIN. *Des plaies du cœur* (thèse d'agrégation). 1857, in-8, br.   2 fr.

JAMAIN et WAHU. *Annuaire de médecine et de chirurgie pratiques,* de 1846 à 1860, résumé des travaux pratiques les plus importants publiés en France et à l'étranger de 1845 à 1860. 16 vol. gr. in-32. Chaque.   1 fr. 25

ARJAVAY. *De l'influence des efforts sur la production des maladies chirurgicales.* 1847, in-8 de 72 pages.   2 fr.

JEANNEL (J.). *Excursion en Circassie.* 1856, in 12.   1 fr. 50

JEANNEL (J.). ***Remarques critiques*** sur la classification de l'homme en histoire naturelle et sur la limité de l'espèce humaine. 1859, in-8.   1 fr.

JEANNEL (Ch.). ***Réponse à un médecin*** qui s'est plaint que, dans la discussion d'une thèse sur le spiritualisme de Gassendi, il n'ait pas été question du double dynamisme de l'école de médecine de Montpellier. 1858, in-8.   1 fr.

JENNER. ***De la non-identité du typhus et de la fièvre typhoïde,*** ou recherches sur le typhus, la fièvre typhoïde, la fièvre à rechute (Relapsing fever) et la fièvre simple continue (febricula) traduit par M. le docteur Verhaeghe, chirurgien de l'hôpital civil d'Ostende, 2 vol. in-8. 1852-1853.   7 fr.

JOBERT (de Lamballe). ***Traité théorique et pratique des maladies chirurgicales du canal intestinal.*** 1829, 2 vol. in-8.   6 fr.

JOBERT (de Lamballe). ***Études sur le système nerveux,*** 2 vol. in-8. 1838. 7 fr.

JORDAN (Joseph). ***Traitement des pseudarthroses par l'autoplastie périostique,*** 1 vol. in-4, avec 3 pl. 1860.   3 fr. 50

JOSAT. ***De la mort et de ses caractères;*** nécessité de reviser la législation des décès pour prévenir les inhumations précipitées; ouvrage entrepris sous les auspices du gouvernement et couronné par l'Institut. 1854, 1 vol. in-8.   7 fr.

JOSAT. ***Recherches historiques sur l'épilepsie.*** 1856, in-8.   2 fr.

JOUOT (Philibert). ***De l'amaurose au point de vue pratique.*** 1850, br. in-8.   2 fr.

JULIA DE FONTENELLE. ***Recherches médico-légales sur l'incertitude des signes de la mort,*** les dangers d'inhumations précipitées, les moyens de constater les décès et de rappeler à la vie ceux qui sont en état de mort apparente. 1834, 1 vol. in-8.   3 fr. 50

KAEMTZ. ***Cours complet de météorologie,*** traduit et annoté par Ch. Martins, avec un appendice contenant la représentation graphique des tableaux numériques, par L. Lalanne, 1 vol. in-12, 1858.   5 fr.

KRAMER. ***Traité pratique des maladies de l'oreille,*** traduit de l'allemand, avec des notes, par M. le docteur Ménière, médecin de l'Institution impériale des sourds-muets de Paris. 1848, 1 vol. in-8 de 544 pages avec 5 fig.   7 fr.

KUNTZLI. ***État de la médecine,*** position des médecins, garanties sanitaires du peuple en France et plan d'organisation médicale. 1846, 1 vol. in-12.   2 fr.

LABAT. ***Parallèle du choléra sporadique et du choléra morbus asiatique,*** in-8.   1 fr.

LABAT. ***Considérations pratiques sur la chlorose.*** in-8, 1833.   1 fr.

LABAT. ***De la fissure à l'anus*** et de sa cure radicale par le moyen du sphinctérotome, in-8.   1 fr

LABAT. ***De la cyanose*** ou des affections diverses dans lesquelles la peau présente une coloration bleue, in-8, 1833.   1 fr.

LA BEAUME. ***Du galvanisme appliqué à la médecine,*** traduit par Fabré-Palaprat, 1 vol. in-8, 1828.   3 fr. 50

LACHAISE. ***Précis physiologique sur les courbures de la colonne vertébrale.*** 1827, 1 vol. in 8, avec 6 planches.   3 fr.

LACROIX (E.). ***Des érysipèles.*** 1847, in-4, br.   1 fr. 50

LACROIX (E.). ***Antéversion et rétroversion de l'utérus.*** 1844, in-8. 3 fr. 50

LAFORGUE. ***L'art du dentiste*** ou Manuel des opérations de chirurgie, qui se pratiquent sur les dents, etc. 1802, 1 vol. in-8.   3 fr. 50

LAMARCK (J.-B.-P.-A.). ***Système analytique des connaissances positives de l'homme.*** 1830. 1 vol. in-8.   6 fr.

LAMBERT. *Traité sur l'hygiène et la médecine des bains russes et orientaux*, à l'usage des médecins et des gens du monde. 1841, 1 vol. in-8.   5 fr.

LANDOUZY. *Mémoire sur l'épidémie de typhus carcéral qui a régné à Reims en 1839 et 1840*, in-8, 1842.   2 fr.

LANDOUZY. *Mémoire sur les procédés acoustiques de l'auscultation* et sur un nouveau mode de stéthoscopie applicable aux études cliniques, 1841, in-8.   1 fr. 25

LANDOUZY. *Affaiblissement de la vue considéré comme symptôme de la néphrite albumineuse*, 1849. Deux mémoires in-8.   2 fr.

LARTIGUE. *De l'angine de poitrine* (couronné par la Société de médecine de Bordeaux). 1846, 1 vol. in-12.   2 fr. 50

LARTIGUE. *Observations pratiques* sur les effets des pilules de Lartigue contre la goutte et le rhumatisme. 1859, br. in-8.   1 fr.

LATERRADE. *Code expliqué des pharmaciens*, ou Commentaires sur les lois et la jurisprudence en matière pharmaceutique. 1834, 1 vol. in-18.   3 fr. 50

LAUGIER. *Des cals difformes et des opérations qu'ils réclament* (thèse de concours). 1841, in-8, fig., br.   2 fr. 50

LAVORT. *Précis de pathologie générale,* de nosologie et de méthode d'observation. 1846, 1 vol. in-18.   ●   5 fr.

LAWRENCE. *Traité pratique sur les maladies des yeux*, traduit de l'anglais avec des notes, et suivi d'un précis de l'anatomie pathologique de l'œil, par le docteur Billard (d'Angers). 1830, 1 vol. in-8.   7 fr.

LEBLANC. *Traité des maladies des yeux*, observées sur les principaux animaux domestiques, principalement le cheval, contenant les moyens de les prévenir et de les guérir. 1824, 1 vol. in-8.   7 fr.

LEBLOND. *Recherches d'anatomie et de physiologie sur un embryon monstrueux de la poule domestique circonscrit dans l'existence solitaire d'un cœur,* 1834, in-8, fig.   1 fr.

LEBLOND. *Quelques matériaux pour servir à l'histoire des filaires et des strongles,* in-8, 1836.   1 fr. 25

LEBRET. *Mémoire sur le scorbut de l'armée d'Orient*, observé et traité à l'hôpital thermal de Balaruc (Hérault), 1857, in-8.   1 fr. 50

LECANU. *Études chimiques sur le sang humain.* 1837, th. in-4.   2 fr. 50

LECOEUR (de Caen). *Des bains de mer.* Guide médical et hygiène du baigneur. 1846, 2 vol. in-8.   10 fr.

LECOQ. REY, TISSERANT, TABOURIN. *Dictionnaire général de médecine et de chirurgie vétérinaires et des sciences qui s'y rattachent.* Anatomie, physiologie, pathologie, chirurgie, physique, chimie, botanique, matière médicale, pharmacie, économie, etc., etc. 1850, 1 vol. gr. in-8.   15 fr.

LECOQ et **BOISDUVAL.** *Taxidermie* ou Art d'empailler les oiseaux, les quadrupèdes, les reptiles et les poissons. 1826, 1 vol. in-12, fig.   3 fr. 50

LEFÈVRE. *De l'asthme,* recherches sur la nature, les causes et le traitement de cette maladie. 1847, in-8.   2 fr. 50

LE GENDRE. *Développement et structure du système glandulaire.* (Concours d'agrégation). 1856, in-8, fig.   2 fr.

LE GENDRE. *De la valeur comparée des différentes méthodes de traitement des fractures.* (Concours de l'agrégation en chirurgie.) 1857, in-8, br.   1 fr. 50

LEGOUAS. *Nouveaux principes de chirurgie,* ou Éléments de zoonomie, d'anatomie et de physiologie, d'hygiène, de pathologie générale, de pathologie chirurgicale, de matière médicale et de médecine opératoire, 6ᵉ édit. 1836, 1 vol. in-8.
3 fr. 50

LEGRAND. *De l'analogie et des différences entre les tubercules et les scrofules.* 1849, 1 vol. in-8.
5 fr.

LEGRAND. *De l'action des préparations d'or sur notre économie et plus spécialement sur les organes de la digestion et de la nutrition.* 1849, in-8, br.
2 fr.

LÉLUT. *Le démon de Socrate,* spécimen d'une application de la science psychologique à celle de l'histoire. 1836, 1 vol. in-8, 1ʳᵉ édit.
2 fr.

LÉLUT. *Induction sur la valeur des altérations de l'encéphale dans le délire aigu et dans la folie,* 1836, in-8, br.
2 fr. 50

LÉLUT. *De l'organe phrénologique de la destruction chez les animaux.* 1838, 1 vol. in-8, avec 1 planche.
1 fr. 50

LÉLUT. *La phrénologie,* son histoire, ses systèmes et sa condamnation, 2ᵉ édition, 1 vol. in-12 avec planches, 1858.
2 fr. 50

LEMAIRE (Jules). *Du coaltar saponiné,* désinfectant énergique, arrêtant les fermentations. De ses applications à l'hygiène, à la thérapeutique, à l'histoire naturelle. 1860, in-8.
2 fr.

LEMBERT. *Essai sur la méthode endermique,* 1828, in-8, br.
2 fr.

LEPELLETIER (de la Sarthe). *Traité de l'érysipèle et des différentes variétés qu'il peut offrir.* 1836, 1 vol. in-8.
4 fr. 50

LEPELLETIER (de la Sarthe). *Traité complet sur la maladie scrofuleuse et les différentes variétés qu'elle peut offrir.* 1830, 1 vol. in-8.
7 fr.

LEPORT. *Guide pratique pour bien exécuter, bien réussir et mener à bonne fin l'opération de la cataracte par extraction supérieure.* 1 vol. in-12, 1860.
3 fr.

LEREBOURS. *Avis aux mères qui veulent nourrir leurs enfants.* 5ᵉ édition corrigée. An VII, 1 vol. in-18.
1 fr. 50

LERICHE. *De la consanguinité comme cause de la scrofule.* 1858, in-8.
» 75

LEROY. *Lettres philosophiques sur l'intelligence et la perfectibilité des animaux,* avec quelques lettres sur l'homme. 1802, 1 vol. in-8.
3 fr.

LEROY D'ÉTIOLLES. *Histoire de la lithotritie.* 2ᵉ édition augmentée d'une lettre sur les effets des eaux alcalines dans la gravelle et les calculs urinaires. 1839, 1 vol. in-8.
3 fr.

LÉVEILLÉ. *Histoire de la folie des ivrognes.* 1830, 1 vol. in-8.
6 fr.

LEVIEUX. *Études hygiéniques* sur l'élève des sangsues dans le département de la Gironde. 1853, br. in-8.
2 fr.

LHÉRITIER. *Du rhumatisme et de son traitement par les eaux thermo-minérales de Plombières.* 1853, 1 vol. in-8.
5 fr.

LHÉRITIER. *Des paralysies et de leur traitement par les eaux thermo-minérales de Plombières.* 1854, 1 vol. in-8.
5 fr.

LHÉRITIER ET **HENRY.** *Hydrologie de Plombières.* 1855, 1 vol. in-8.   3 fr. 50

LHUILLIER. *Pneumonies anormales.* 1855, in-8.   1 fr. 25

LIONET. *De l'origine des hernies, et de quelques affections de la matrice;* moyens de combattre ces infirmités par l'éloignement des causes et l'application de nouveaux procédés mécaniques. 1847, 1 vol. in-8, avec 1 pl.
2 fr.

LIPPI (*Regulus*). *Illustrazioni fisiologiche et patologiche del sistema linfatico chilifero.* 1825, 1 vol. in-4, fig.   16 fr.

LISFRANC. *Des diverses méthodes et des différents procédés pour l'oblitération des artères dans le traitement des anévrysmes.* 1834, 1 vol. in-8.   3 fr. 50

LISFRANC. *Maladies de l'utérus*, d'après les leçons cliniques faites à l'hôpital de la Pitié, par M. le docteur Pauly. Paris, 1836, 1 vol. in-8.   6 fr.

LISFRANC. *Précis de médecine opératoire.* 1846-1847, 3 vol. in 8.   10 fr.

LORDAT. *Rappel des principes doctrinaux de la constitution de l'homme,* énoncés par Hippocrate, démontrés par Barthez et développés par son école, et application de ces vérités à la théorie des maladies. 1847, 1 vol. in-8.   12 fr.

LORRY. *De melancholia et morbis melancholicis.* 1765, 2 vol. in-8.   6 fr.

LOUYER-VILLERMAY. *Traité des maladies nerveuses* ou vapeurs, et particulièrement de l'hystérie, et de l'hypochondrie. 1816, 3 vol. in-8.   10 fr.

LUBANSKI. *De l'hydrothérapie* comme méthode révulsive et de ses applications contre les congestions chroniques. 1854, in-8.   1 fr.

LUBANSKI. *Études pratiques sur l'hydrothérapie*, d'après les observations recueillies à l'établissement de Pont-à-Mousson. 1847, 1 fort vol. in-8.   6 fr.

LUGOL. *Recherches et observations* sur les causes des maladies scrofuleuses. 1844, 1 vol. in-8.   5 fr.

LUSARDI. *Ophthalmie contagieuse.* 1831, in-8.   2 fr. 50

LUSARDI. *Essai physiologique sur l'iris, la rétine et les nerfs de l'œil* 1831, in-8.   2 fr. 50

MACARIO. *Traitement moral de la folie.* 1843, in-4.   1 fr. 50

MACARIO. *Du sommeil, des rêves et du somnambulisme* dans l'état de santé et de maladie, précédé d'une lettre de M. le docteur Cerise, 1 vol. in-8, 1857.   5 fr.

MACARIO. *Des paralysies dynamiques ou nerveuses.* 1859, in-8.   2 fr. 50

MACARIO. *Leçons sur l'hydrothéraphie*, professées à l'École pratique de médecine de Paris. 1860, 2ᵉ édit. 1 vol. in-18.   2 fr.

MAGENDIE. *Formulaire pour la préparation et l'emploi de plusieurs nouveaux médicaments.* 1836, 9ᵉ édit. 1 vol. in-12.   3 fr. 50

MAGENDIE. *Phénomènes physiques de la vie,* leçons professées au Collége de France. 1842, 4 vol. in-8.   10 fr.

MAHON. *Médecine légale et police médicale*, avec des notes par Fautrel. 1811, 3 vol. in-8.   7 fr.

MAISONABE. *Orthopédie clinique sur les difformités dans l'espèce humaine*, accompagnée de mémoires, 1834, 2 vol. in-8, fig.   7 fr.

MALGAIGNE. *Mémoire sur un nouveau moyen de prévenir l'inflammation après les grandes lésions traumatiques.* 1841, in-8 br.   1 fr. 50

MALGAIGNE. *Ponction dans l'hydrocéphale chronique.* 1840, in-8, br. 50 c.

MALGAIGNE. *Recherches historiques et pratiques sur les appareils dans le traitement des fractures.* 1841, in-8, br.   3 fr.

MALGAIGNE. *Mémoire sur la détermination des diverses espèces de luxations de la rotule, leurs signes et leur traitement.* 1836, in 8. 2 fr.

MALGAIGNE. *Deuxième mémoire sur les étranglements herniaires.* Des pseudo étranglements ou de l'inflammation simple dans les hernies, in-8, 1841.
1 fr. 50

MALGAIGNE. *Du traitement des grands emphysèmes traumatiques.* 1842, br. in-8.
1 fr.

MALGAIGNE. *Des tumeurs du cordon spermatique.* (Thèse de concours de clinique chirurgicale.) 1848, in 8.
2 fr. 50

MALGAIGNE. *Manuel de médecine opératoire fondée sur l'anatomie normale et l'anatomie pathologique.* 1861, 7e édit., 1 vol. gr. in-18.   7 fr.

MALLAT DE BASSILAN. *Guérison des douleurs et des paralysies par une méthode spéciale externe,* avec des observations de cures obtenues : 1° dans les douleurs névralgiques, rhumatismales et goutteuses; 2° dans les entorses, les foulures, les tumeurs blanches, les ankyloses; 3° dans certaines paralysies et affections de la moelle épinière. 1857, 1 vol. in-8.
3 fr. 50

MANEC. *Recherches anatomico-pathologiques sur la hernie crurale.* Paris, 1826, in-4, fig.
2 fr. 50

MARCHESSAUX. *Manuel d'anatomie générale,* histologie et organogénie de l'homme. 1844, 1 vol. gr. in-18.
3 fr, 50

MARROTTE. *Du régime dans les maladies aiguës.* 1859, in-4.   3 fr. 50

MARTIN (Ferdinand). *Essai sur les appareils prothétiques des membres inférieurs.* 1850, 1 vol. in-8, avec 28 planches.
5 fr.

MARTIN (Ferdinand). *Mémoire sur une nouvelle méthode de traitement des fractures du col et du corps du fémur* (couronné par la Société centrale de médecine du Nord). 1855, in-8, avec 17 fig.
1 fr. 50

MARTIN (Joseph). *Histoire pratique des sangsues.* 1845, 1 vol. in-8.   3 fr. 50

MARTIN (de Lyon). *Mémoires de médecine et de chirurgie pratiques* sur plusieurs maladies et accidents graves qui peuvent compliquer la grossesse, la parturition et les couches, etc. 1835, 1 vol. in-8.
5 fr.

MARTIN (V.) *Manuel d'hygiène à l'usage des Européens qui viennent s'établir en Algérie.* 1847, 1 vol. in-8.
3 fr. 50

MARTIN ET FOLEY. *Histoire statistique de la colonisation algérienne au point de vue du peuplement et de l'hygiène.* 1851, 1 vol. in-8.   6 fr.

MARTIN SAINT-ANGE. *Circulation du sang chez le fœtus de l'homme,* 2e éd. aug., 1837, in-4 avec 15 fig. col.
2 fr. 50

MARTINET. *Du traitement de la sciatique et de quelques névralgies par l'huile de térébenthine.* 2e édition, revue et augmentée. 1829, 1 vol. in-8.
2 fr.

MARTINET. *Manuel de clinique médicale,* contenant la manière d'observer en médecine; 3e édition. 1837, 1 vol. in-18.
4 fr. 50

MASCAREL. *Les maladies de l'appareil respiratoire devant les eaux du Mont-Dore,* 1859, in-8, br.
1 fr. 50

MASUREL. *Des fièvres intermittentes miasmatiques,* de leur nature et de leur traitement. Théorie de l'intermittence. 1854, in-8, br.
1 fr. 50

MATTEUCCI. *Traité des phénomènes électro-physiologiques des animaux,* suivi d'études anatomiques sur le système nerveux et sur l'organe électrique de la torpille, par Paul Savi. 1844, 1 vol. in 8, fig.
6 fr.

MAUGENEST. *Aperçu d'une organisation médicale rurale en France.* 1854, br. in-8.
1 fr. 50

MAUNOURY et SALMON. *Manuel de l'art des accouchements ,* précédé d'une description abrégée des fonctions et des organes du corps humain , et suivi d'un exposé sommaire des opérations de petite chirurgie les plus usitées, à l'usage des élèves sages-femmes qui suivent les cours départementaux. 1861 , 2ᵉ édition , corrigée et augmentée. 1 vol. in-8, avec 32 fig.   7 fr.

MAURY. *Traité complet de l'art du dentiste d'après l'état actuel des connaissances,* 3ᵉ édition, mise au courant de la science, avec des notes, par P. Gresset, 1841, 1 vol, in-8 et atlas in-8, de 42 pl. représentant 407 fig.   12 fr.

MAZIER. *Hygiène des enfants* contenant la manière de les gouverner et de les préserver de plusieurs maladies, particulièrement du croup, 1 vol. in-12. 1842.   2 fr.

MELLET. *Manuel pratique d'orthopédie* ou traité élémentaire sur les moyens de prévenir et de guérir toutes les difformités du corps humain. 1835, 1 vol. in-18.   3 fr. 50

MENIÈRE. *Traité des maladies de l'oreille.* (Voy. Kramer).

MENIÈRE. *De la guérison de la surdi-mutité et de l'éducation des sourds-muets;* exposé de la discussion qui a lieu à l'Académie impériale de médecine, avec notes critiques, réflexions, additions, et un résumé général. 1855, 1 volume in-8.   5 fr.

MENIÈRE. *Études médicales sur les poëtes latins.* 1858, 1 vol. in-8.   6 fr.

MENVILLE. *Conseils aux femmes à l'époque de l'âge de retour.* 1839, in-8.   2 fr.

MÉRAT. *Traité de la colique métallique,* vulgairement appelée colique des peintres, des plombiers, de Poitou, etc. 2ᵉ édition. 1842, 1 vol. in-8.   2 fr. 50

MÉRAT. *Nouvelle flore des environs de Paris,* suivant la méthode naturelle, avec l'indication des vertus des plantes usitées en médecine. 4ᵉ édition. 1836, 2 vol. in-18.   7 fr.

MERCIIIE. *Appareils modelés ou nouveau système de déligation pour les fractures des membres,* précédé d'une histoire analytique et raisonnée des principaux appareils à fractures employés depuis les temps les plus reculés jusqu'à nos jours, 1 vol. gr. in-8, avec 82 pl. int. dans le texte. 1858.   10 fr.

MICHON. *Des tumeurs synoviales de la partie inférieure de l'avant-bras,* de la face palmaire du poignet et de la main, 1851, 1 vol. in-8, 13 fig.   3 fr. 50

MIGNOT (Paul de). *Notes et observations pratiques* sur la dysenterie et la cholérine ; formules; etc. 1847, br. in-8.   1 fr.

MIRAULT. *Traité pratique de l'œil artificiel.* 1818, 1 vol. in-8, avec 23 fig. 3 fr.

MITSCHERLICH. *Éléments de chimie;* traduit de l'allemand, par L. Valérius. 1840, 3 vol. in-8.   12 fr.

MONTALLEGRY (de). *Hypochondrie, spleen ou névroses trisplanchniques.* Observations relatives à ces maladies et leur traitement radical , 1 volume, in-8. 1841.   2 fr. 50

MORAND. *Mémoires et observations cliniques de médecine et de chirurgie.* 1844, 1 vol. in-8.   2 fr. 50

MORDRET (Ambr.). *État actuel de la vaccine considérée au point de vue pratique et théorique,* et dans ses rapports avec les maladies et la longévité (couronné par l'Académie de médecine de Madrid). 1854, in-8 de 160 pages.   2 fr.

MOREAU. *Atlas de 60 planches sur l'art des accouchements.* Ces planches exécutées d'après nature, par M. Émile Beau, sur les préparations anatomiques du docteur Jacquemier, ancien interne de la maison d'accouchement de Paris, sont destinées à servir de complément à tous les traités d'accouchements. Prix de l'atlas complet et cartonné avec fig. noires.   25 fr.

— Avec fig. coloriées.   60 fr.

MOREAU. *Novisimas demostraciones acerca del arte de Los Partos.* Obra que sirve de complemento a todos los tratados de partos, y que contiene 60 hermosas laminas en folio, con un testo explicativo. Traduccion castellana por D. Antonio Sanchez de Bustamente. 1846, figures noires.   25 fr.

— Figures coloriées.   60 fr.

MOREAU. *Manuel des sages femmes,* contenant la saignée, l'application des ventouses, la vaccination, la description et l'usage des instruments relatifs aux accouchements avec des notes sur plusieurs parties des accouchements (pour servir de complément aux principes d'accouchements de Baudelocque). 1839, 1 vol. in-12, avec figures.   2 fr.

MOREAU-CHRISTOPHE. *De la mortalité et de la folie* dans le régime pénitentiaire. 1839, br. in-8.   2 fr.

MOREL-LAVALLÉE. *De la luxation de l'épaule en haut,* in-8. 1858,   1 fr. 50

MOUCHON (Émile). *Dictionnaire de bromatologie végétale exotique.* 1847-1848, 1 vol. in-8.   6 fr.

MOULINIÉ. *Maladies des organes génitaux et urinaires,* exposées d'après la clinique chirurgicale de l'hôpital de Bordeaux. 1839, 2 vol. in-8.   12 fr.

MOULINIÉ. *Considérations cliniques sur les engorgements,* 1840, in-8, br.   2 fr.

MOULINIÉ. *Du bonheur en chirurgie,* recueil de faits cliniques, 1 volume in-8. 1842.   3 fr. 50

MUNARET. *Du médecin des villes et du médecin de campagne,* mœurs et sciences. 2ᵉ édition. 1840, 1 vol. gr. in-18.   3 fr. 50

MUNARET. *Iconautographie de Jenner,* 1 vol. in-8. 1860.   2 fr. 50

MURPHY (W.). *De la fièvre puerpérale,* traduit de l'anglais, par M. le docteur Gentil. 1858, in-8.   60 c.

MUSSET. *Traité des maladies nerveuses* ou névroses et en particulier de la paralysie et de ses variétés, de l'hémiplégie, etc. 1840, 1 vol in-8.   6 fr.

NAEGELÉ. *Manuel d'accouchements à l'usage des élèves sages-femmes,* nouvelle traduction de l'allemand sur la dernière édition, par M. le docteur Schlesinger-Rahier, augmentée et annotée par M. le docteur Jacquemier, ancien interne de la maison d'accouchements de Paris, suivi d'un appendice contenant la saignée, les ventouses, la vaccine et les préparations pharmaceutiques les plus usuelles et les plus simples, et terminé par un *Questionnaire* complet. (Ouvrage placé, par décision ministérielle, au rang des livres classiques des élèves sages-femmes de la Maternité de Paris). 1 volume gr. in-18 avec 87 fig. Nouvelle édition, augmentée. 1857.   6 fr.

NÉLATON. *Éléments de pathologie chirurgicale,* 1854-1859, 5 volumes in-8.   37 fr.

— Les tomes IIIᵉ et IVᵉ se vendent séparément.   12 fr.

— Le tome Vᵉ et dernier se vend séparément.   9 fr.

Cet ouvrage, comme son titre l'indique, a pour but de donner aux élèves un guide pour leurs études, et aux médecins un livre qui puisse leur servir à rappeler leurs souvenirs. C'est un résumé de toutes les connaissances qui ont paru indispensables pour pratiquer la chirurgie ; sans négliger les théories, l'auteur s'est surtout occupé des faits.

L'auteur s'est partagé avec M. Requin, le champ de la pathologie, laissant à ce dernier la partie médicale, mais agissant tous deux selon un plan unique et une dépendance mutuelle.

NÉLATON. *De l'influence de la position dans les maladies chirurgicales.* (Concours de clinique chirurg.), 1851, in-8, br.   2 fr. 50

NICOD. *Traité des rétentions d'urines.* 2° édition. 1832, 1 vol. in-8.   3 fr.

NICOD. *Traité sur les polypes et autres carnosités du canal de l'urèthre et de la vessie,* avec les meilleurs moyens de les détruire sans danger, 1 vol. in-8. 1835.   4 fr.

NOTICE MÉDICALE SUR LES EAUX MINÉRALES DE POUGUES, in-8, 1856.   1 fr. 25

NOUVELLE PHARMACOPÉE DE LONDRES, ou Codex officiel d'Angleterre. Nouvelle traduction, par MM. Figuier et Nance. 1841, 1 vol. in-32.   2 fr.

OLLIVIER (d'Angers). *Traité des maladies de la moelle épinière,* contenant l'histoire anatomique, physiologique de ce centre nerveux chez l'homme. 3° édition. 1837. 2 vol. in-8 avec 27 fig.   7 fr.

OLLIVIER (Clément). *Histoire physique et morale de la femme.* 1857, 1 vol. in-8.   5 fr.

OLLIVIER. *Supériorité des émissions sanguines directes dans le traitement des affections utérines,* in-8. 1847.   1 fr. 50

OTTERBURG. *Lettres sur les ulcérations de la matrice (métroelkoses), et leur traitement.* 1839, in-8.   2 fr.

OTTERBURG. *Aperçu historique sur la médecine contemporaine de l'Allemagne,* in-4. 1852.   3 fr. 50

OURGAUD. *Précis sur les eaux thermo-minérales à base de chaux,* de soude et de magnésie d'Ussat-les-Bains (Ariège), et rapport sur la saison thermale de 1859, avec plans et notes historiques, 1 vol. in 8. 1859.   2 fr.

PALLAS. (Em.). *De l'influence de l'électricité atmosphérique et terrestre sur l'organisme,* et de l'effet de l'isolement électrique, considéré comme moyen curatif et préservatif d'un grand nombre de maladies, 1 vol. in-8. 1847.   3 fr. 50

PARCHAPPE. *Recherches sur l'encéphale,* sa structure, ses fonctions et ses maladies. *Premier mémoire,* volume de la tête et de l'encéphale chez l'homme. *Deuxième mémoire,* altérations de l'encéphale dans l'aliénation mentale. 1836-38, 2 vol. in-8.   7 fr.

PASTA (de Bergame). *Traité des pertes de sang chez les femmes enceintes,* traduit par J.-L. ALIBERT. An VIII, 2 vol. in-8, br.   5 fr.

PATISSIER. *Rapport sur l'emploi des eaux minérales de Vichy.* dans le traitement de la goutte, suivi d'une réponse à quelques allégations contre la dissolution des calculs urinaires, par Charles Petit. 1840, 1 vol. in-8.   2 fr.

PATRIX. *Traité sur le Cancer de la matrice* et sur les maladies des voies utérines. 1820, 1 vol. in-8, avec 3 pl.   4 fr.

PAULY. *Maladies de l'utérus,* d'après les leçons cliniques de M. Lisfranc faites à l'hôpital de la Pitié. 1836, 1 vol. in-8.   6 fr.

PAYAN (d'Aix). *Mémoire sur l'ergot de seigle,* son action thérapeutique et son emploi médical. 1841, in-8, br.   2 fr.

PAYEN ET CHEVALLIER. *Traité de la pomme de terre,* sa culture, ses divers emplois, etc. 1826, 1 vol. in-8.   3 fr.

PAYEN ET CHEVALLIER. *Traité élémentaire des réactifs,* leurs préparations, leurs emplois spéciaux et leurs applications à l'analyse ; 3° édit., augmentée d'un supplément contenant les nouvelles recherches faites : 1° sur l'arsenic, à l'aide de l'appareil de Marsh ; 2° sur l'antimoine ; 3° sur le plomb ; 4° sur le cuivre ; 5° sur le sang ; 6° sur le sperme. 1841, 3 vol. in-8, fig.   9 fr.

PELLETAN. *Clinique chirurgicale* ou mémoires et observations de chirurgie clinique et sur d'autres objets relatifs à l'art de guérir. 1810, 3 vol. in-8, fig. 12 fr.

PELLETAN. *Traité élémentaire de physique générale et médicale,* par P. Pelletan, professeur de physique à la Faculté de médecine de Paris, 3e édition. 1838, 2 vol. in-8, avec fig. 14 fr.

PERCY. *Manuel du chirurgien d'armée,* ou Instruction de chirurgie militaire sur le traitement des plaies d'armes à feu, avec la méthode d'extraire de ces plaies les corps étrangers. 1830, in-12, fig. 2 fr. 50

PERRIER. *De l'infection palustre en Algérie.* 1844, in-8. 1 fr. 50

PERRIER. *De l'acclimatement en Algérie,* in-8. 1845. 2 fr.

PERSON. *Éléments de physique,* par le docteur Person, agrégé de la Faculté de médecine de Paris, agrégé de l'Université, professeur de physique à la Faculté des sciences de Besançon, etc. 1836-1841, 2 vol. in-8 de 1210 pages avec atlas in-4 de 675 fig. 12 fr.

PERSOON. *Synopsis plantarum, seu enchiridium botanicum, complectens enumerationem systematicam specierum hucusque cognitarum.* 1805. 2 vol. in-18, rcl. 16 fr.

PETIT. *Traité des maladies des os,* dans lequel on a représenté les appareils et les machines qui conviennent à leur guérison. Nouvelle édition revue et augmentée par Louis. 1785, 2 vol. in-12. 3 fr.

PETIT (Jean-Louis). *Œuvres complètes.* 1837, 1 vol. in-8. 6 fr

PETIT (M. A.). *Collection d'observations cliniques* (ouvrage posthume). 1845. 1 vol. in-8. 3 fr.

PETIT. *Recherches statistiques sur l'étiologie du suicide.* 1850, in-4. 2 fr.

PETIT (de l'île de Ré). *La syphilis connaît-elle pour cause un principe spécifique,* ou n'est-elle que le résultat de l'irritation? 1830, in-8, br. 1 fr. 50

PETIT (de Maurienne). *Mémoire sur le traitement de l'aliénation mentale.* 1843, in-8 de 114 pages, br. 2 fr.

PÉTREQUIN. *Mélanges de chirurgie,* ou Histoire médico-chirurgicale de l'Hôtel-Dieu de Lyon, depuis sa fondation jusqu'à nos jours, avec l'histoire spéciale de la syphilis dans cet hospice. 1845, 1 vol. in-8. 4 fr. 50

PÉTREQUIN. *Clinique chirurgicale de Lyon* (compte rendu). 1850, in 8. 2 fr. 25

PÉTREQUIN. *Action des eaux minérales d'Aix en Savoie dans les maladies des yeux.* 1852, in-8. 1 fr. 50

PÉTREQUIN. *De la taille et de la lithotritie;* recherches sur l'étiologie et le traitement des principaux accidents. 1852, in-8. 2 fr.

PEYRAUD. *Histoire raisonnée des progrès que la médecine pratique doit à l'auscultation.* Ouvrage couronné par la Société de médecine de Bordeaux. 1840, 1 vol. in-8. 2 fr. 50

PHILLIPS. *Amputation dans la contiguité des membres.* 1838, 1 vol. in-8, avec 14 planches. 7 fr.

PHILLIPS. *La chirurgie de M. Dieffenbach.* 1re partie avec 4 planches. 1840, 1 vol. in-8. 3 fr.

PHILLIPS. *De la ténotomie sous-cutanée,* ou des opérations qui se pratiquent pour la guérison des pieds bots, du torticolis, de la contracture de la main et des doigts, des fausses ankyloses angulaires du genou, du strabisme, de la myopie, du bégayement, etc. 1 vol. in-8 avec 12 pl. 1841. 3 fr.

PHILLIPS. *Du bégayement et du strabisme,* nouvelles recherches. 1841, in-8, br. 1 fr. 25

PHILLIPS. *De la goutte militaire et de son traitement.* 1850, in-8.   1 fr.

PHILLIPS. *Des accidents produits par l'introduction des instruments chirurgicaux dans les voies urinaires, et de leur traitement.* 1858, in-8.   1 fr.

PHILLIPS. *Considérations pratiques* sur le rétrécissement de l'urèthre dit infranchissable et sur son traitement. 1853, in-8.   1 fr. 50.

PHILLIPS. *Traité des maladies des voies urinaires.* 1860, 1 fort vol. in-8 avec 97 fig. intercalées dans le texte.   10 fr.

> Cet ouvrage est divisé en trois parties :
> La *première partie* contient les maladies de l'urèthre, avec une étude toute particulière des rétrécissements de l'urèthre dits *infranchissables.*
> La *deuxième partie* comprend les maladies de la prostate et de la vessie.
> La *troisième partie* renferme l'affection calculeuse, la lithotritie et les corps étrangers.

PHILIPS (J.-P.). *Cours théorique et pratique de braidisme,* ou hypnotisme nerveux, considéré dans ses rapports avec la psychologie, la physiologie et la pathologie, et dans ses applications à la médecine, à la chirurgie, à la physiologie expérimentale, à la médecine légale et à l'éducation. 1 vol. in-8. 1860.   3 fr. 50

PICHARD. *Histoire abrégée de quelques affections qui peuvent occasionner la mort subite;* indication des premiers secours à donner aux personnes qui en sont atteintes. 1843, in-8, br.   2 fr.

PICHARD. *Maladies des femmes.* Des ulcérations et des ulcères du col de la matrice et de leur traitement. 1848, 1 vol. gr. in-8 de 500 pages, avec 27 fig.   8 fr.

PIETRA-SANTA. *Enseignement médical en Toscane et en France.* 1853, in-8.   1 fr. 50

PIETRA-SANTA. *Influence des pays chauds sur la marche de la tuberculisation.* 1857, in-8, br.   1 fr. 50

PIETRA-SANTA. *Mazas. Études sur l'emprisonnement cellulaire.* 1853, in-8, br.   1. fr 25

PIGNÉ. *Annales de l'anatomie et de la physiologie pathologiques.* 1846, 1 vol. gr. in-8 de 290 pages, avec 55 figures représentant des pièces d'anatomie pathologique du musée Dupuytren.   7 fr.

PINEL. *Traité médico-philosophique sur l'aliénation mentale,* 2ᵉ édition, entièrement refondue et très augmentée. 1 vol. in-8, 1809.   7 fr.

PINEL (Scipion). *Traité de pathologie cérébrale* ou des maladies du cerveau. 1844, 1 vol. in-8.   5 fr.

PINETTE (Joseph). *Auguste* ou l'éducation physique de l'enfance et de la jeunesse dans ses rapports avec son éducation morale et intellectuelle, 1ʳᵉ partie. *Manuel des mères.* 1855, 1 vol, in-12.   2 fr.

PIORRY. *Irritation encéphalique des enfants.* 1823, in-8, br.   1 fr. 50

PIORRY. *Clinique médicale des hôpitaux de la Pitié et de la Salpêtrière,* contenant le compte rendu de la clinique de la Faculté de médecine de Paris. 1835, 1 vol. in-8.   6 fr.

PIORRY. *Du procédé opératoire à suivre dans l'exploration des organes* par la percussion médiate, accompagné de mémoires sur la circulation, les pertes de sang, le sérum du sang, la respiration, l'asphyxie, la strangulation, la submersion, la langue considérée sous le rapport du diagnostic, l'abstinence, la migraine, etc. 1835, 1 fort vol. in-8.   6 fr.

POINTE. *Histoire topographique et médicale du grand Hôtel-Dieu de Lyon,* dans laquelle sont traitées la plupart des questions qui se rattachent à l'organisation des hôpitaux en général. 1842. 1 vol. gr. in-8.   7 fr. 50

POINTE. *Hygiène des colléges* (autorisée par le conseil de l'Université). 1846, 1 vol. in-18.   4 fr. 50

POINTE. *Loisirs médicaux et littéraires ;* recueils d'éloges historiques, de relations médicales de voyages, d'annotations diverses, etc., documents pour servir à l'histoire de Lyon. 1 vol. in-8, 1844.   4 fr. 50

PORTAL. *Observations sur la nature et le traitement de l'hydropisie.* 1824, 2 vol. in-8.   6 fr.

PORTAL. *Observations sur la nature et le traitement de l'épilepsie.* 1827. 1 vol. in-8.   5 fr.

POUGENS. *Dictionnaire de médecine et de chirurgie pratiques,* mis à la portée des gens du monde, ou moyens les plus simples et les mieux éprouvés de traiter toutes les infirmités humaines, et contenant les conseils pour conserver la santé. 2ᵉ édit. 1820, 4 vol. in-8.   12 fr.

PRAVAZ. *Mémoire sur la réalité de l'art orthopédique.* 1845, br. in-8. 3 fr.

PROUT (William). *Traité de la gravelle,* du calcul vésical et des autres maladies qui se rattachent à un dérangement des fonctions des organes urinaires. 1 vol. in-8, 1822.   2 fr. 50

PRUS (Réné). *Recherches nouvelles sur la nature et le traitement du cancer de l'estomac.* 1828, 1 vol. in-8.   3 fr.

PUJOL. *OEuvres de médecine pratique,* avec une notice sur sa vie et ses travaux, par F.-G. Boisseau. 1823, 4 vol. in-8.   10 fr.

QUETELET. *Propositions de physique* ou résumé d'un cours de physique générale. 1834, 3 vol. in-8.   4 fr.

QUEVENNE. *Action physiologique et thérapeutique des ferrugineux.* 1854. 1 vol. in-8.   4 fr.

QUEVENNE ET **HOMOLLE.** *Mémoire sur la digitaline et la digitale.* 1854, 1 vol. in-8.   4 fr.

QUEVENNE ET **BOUCHARDAT.** *Du lait.* 1ᵉʳ fascicule : Instruction sur l'essai et l'analyse du lait (chimie légale) ; 2ᵉ fascicule : Du lait en général ; des laits de femme, d'ânesse, de chèvre, de brebis, de vache en particulier. 1856, in-8.   6 fr.

—-- On vend séparément l'instruction pour l'essai et l'analyse du lait. 1856, in-8. 1 fr. 25

RAINARD. *Traité de pathologie et de thérapeutique générale vétérinaire.* 1840, 2 vol. in-8.   8 fr.

RAINARD. *Traité complet de la parturition des principales femelles domestiques,* suivi d'un traité des maladies propres aux femelles et aux jeunes animaux. 1845, 2 vol. in-8.   14 fr.

RAYMOND. *Traité des maladies qu'il est dangereux de guérir.* 1816, 1 vol. in-8.   5 fr.

RÉCAMIER. *Recherches sur le traitement du cancer* par la compression méthodique simple et combinée, et sur l'histoire générale de la même maladie ; suivies de notes : 1ᵉ sur les forces et la dynamétrie vitales ; 2ᵒ sur l'inflammation et l'état fébrile. 1829, 2 vol. in-8, avec 20 fig.   5 fr.

RENARD. *Des eaux thermo-minérales chlorurées sodiques de Bourbonne-les-Bains* (Haute-Marne). 1 vol. in-12, 1860.   2 fr.

RENAULT DU MOTEY. *Mémoire sur les fractures des os du métacarpe.* 1854, in-4.   2 fr.

REQUIN. *Éléments de pathologie médicale.* 1843-1861, 4 forts vol. in-8.

Les tomes Ier à III sont parus. Prix de ces 3 vol.   22 fr.

Le tome III se vend séparément.   6 fr.

Le tome IV et dernier est sous presse.

Ces *éléments* forment la partie *médicale* de l'ouvrage de pathologie entrepris par MM. Requin et Nélaton.

L'auteur aborde d'abord la pathologie générale, puis la pathologie spéciale qu'il divise en nosographie organique et nosographie étiologique.

Dans la nosographie organique, il étudie : 1o vices de proportion du sang; 2o hypérémies; 3o hémorrhagies; 4o inflammations; 5° hypertrophies; 6o atrophies: 7o gangrènes; 8o tuberculisations; 9o cancers ; 10° hydropisies; 11o flux; 12o pneumatoses ; 13° vices organiques divers.

Dans la nosographie étiologique, il étudie 1° : empoisonnements proprement dits; 2° maladies calculeuses; 3° maladies cutanées par présence d'êtres parasites; 4° maladies vermineuses; 5° anéantissements de la vie par causes négatives; Co mal par inoculation d'un venin ; 7° mal d'intoxication paludéenne; 8° maladies virulentes; 9o maladies puerpérales; 10° endémies singulières; 11° épidémies mémorables.

En tête de chaque chapitre, se trouve une bibliographie médicale, contenant le nom et une courte analyse des opinions des auteurs qui ont écrit sur le même sujet. Viennent ensuite la synonymie, l'historique, la symptomatologie, les caractères anatomiques, l'étiologie, le diagnostic et la thérapeutique de chaque maladie.

REQUIN. *Généralités de la physiologie;* plan et méthode à suivre dans l'enseignement de cette science. 1831, in-4.   1 fr. 25

REQUIN. *Des prodromes dans les maladies.* 1840, in-8.   1 fr. 50

REQUIN. *Des purgatifs* et de leurs principales applications (Thèse pour le concours de matière médicale). 1839, in-8, br.   2 fr.

REQUIN. *De la spécificité dans les maladies* (thèse pour la chaire de pathologie médicale). 1851, in-8.   2 fr.

RÉVEILLÉ-PARISE. *Une saison aux eaux minérales d'Enghien;* considérations hygiéniques et médicales sur cet établissement. 1843, 1 vol. in-12.   3 fr.

RIBES (de Montpellier). *De l'anatomie pathologique* considérée dans ses rapports avec la science des maladies. 1834, 2 vol. in-8.   12 fr.

RICHARD (de Nancy). *Traité sur l'éducation physique des enfants,* à l'usage des mères de famille et des personnes dévouées à l'éducation de la jeunesse. 1 vol. in-12, 1843.   3 fr.

RICHERAND. *Des erreurs populaires relatives à la médecine.* 2e édition. 1312, 1 vol. in-8.   3 fr.

RICQUE. *Études sur l'île de la Guadeloupe.* 1857, in-8.   1 fr. 25

RIGAUD. *De l'anaplastie des lèvres,* des joues et des paupières. 1 vol. in-8, 1841.   3 fr. 50

RIVALLIÉ. *Traitement du cancer* et des affections scrofuleuses par l'acide nitrique solidifié; emploi de l'alun dans le pansement des plaies. 1850, 1 vol. in-8, avec 3 fig.   4 fr. 50

RIVIÈRE. *Éléments de géologie pure et appliquée,* ou résumé d'un cours de géologie industrielle et comparative. 1839, 1 vol. in-8, 230 fig.   7 fr.

ROBERT. *Conférences de clinique chirurgicale* faites à l'Hôtel-Dieu de Paris pendant l'année 1858-1859, par M. A. C. Robert, chirurgien de l'Hôtel-Dieu, membre de l'Académie de médecine, etc., recueillies et publiées sous sa direction par le docteur A. Doumic. 1 vol. in-8 de 550 pages avec 4 planches.   7 fr.

L'auteur traite d'une manière très étendue la question importante de l'anesthésie. Il insiste sur les grands avantages qu'elle présente du côté de l'opéré et du côté de l'opérateur. Puis il étudie à part d'abord l'anesthésie locale : *congélation, narcotiques, électricité*, puis l'anesthésie générale : 1° *l'éther,* 2o *l'amylène,* 3o le *chloroforme.* M. Robert s'étend longuement sur l'anesthésie par le chloroforme, il en montre les dangers trop fréquents et indique les meilleurs moyens d'y remédier, et conclut ainsi « Vous avez entre les mains un moyen à la fois merveilleux et terrible, ne l'employez jamais légèrement, refusez-le toutes les fois que le malade ne vous paraît pas très apte à le recevoir. C'est en agissant avec ces précautions que vous sauvegarderez la vie des malades et votre propre responsabilité. »

Puis l'auteur passe en revue diverses questions chirurgicales qui ont été l'objet de recherches approfondies de sa part, par exemple : les *fractures du péroné*, les *maladies de l'anus*, les *abcès par congestion*, les *tumeurs-fibreuses des fosses nasales et du pharynx*, les *kystes*, les *fistules vésico-vaginales*, la *commotion cérébrale*, les *tumeurs blanches*, etc.

ROBERT (A.). ***Des anévrysmes de la région sus-claviculaire.*** 1842, in-8. 1 pl.   3 fr.

ROBERT (A.). ***Mémoire sur la nature de l'écoulement aqueux*** très abondant qui accompagne certaines fractures de la base du crâne. 1846, in-8.   1 fr. 50

ROBERT (A.). ***Des affections granuleuses,*** ulcéreuses et carcinomateuses du col de l'utérus. 1848, 1 vol. in-8, avec 6 fig. coloriées.   3 fr. 50

ROBERT (A.). ***Des amputations partielles et de la désarticulation du pied*** (concours de médecine opératoire). 1850, in-8, 209 pages.   3 fr. 50

ROBERT (A.). ***Des vices congénitaux de conformation des articulations*** (concours de clinique chirurgicale). 1 vol. in-8 avec 2 fig., 1851.   3 fr. 50

ROBERT (A.). ***Considérations pratiques sur les varices artérielles du cuir chevelu.*** 1854, in-8.   1 fr. 50

ROBERT. ***Notice sur les eaux gazeuses alcalines et ferrugineuses d'An-togast.*** 1856, in-18.   » 60

ROBERT. ***Notice sur Wolfach.*** Sa source ferrugineuse, ses bains, etc. 1858, in-18.   » 60

ROBIN (Ch.) ET **BÉRAUD.** ***Éléments de physiologie de l'homme et des principaux vertébrés.*** 1856-57, 2 vol. g. in-18.   12 fr.

ROBIN (Ch.). ***Observations sur l'ostéogénie,*** 1851, in-8.   1 fr. 25

ROBIN (Ch.). ***Anatomie pathologique des cataractes en général,*** in-8. 1856.   1 fr. 50

ROBIN (Édouard). ***Rôle de l'oxygène dans la respiration*** et la vie des végétaux et dans la statique des engrais, in-8. 1851.   1 fr. 25

ROBIN (Édouard). ***Mode d'action des anesthésiques par inspirations,*** in-8. 1852.   1 fr. 25

ROBIN (Édouard). ***Loi nouvelle régissant les différentes propriétés chimiques,*** et permettant de prévoir sans l'intervention des affinités, l'action des corps simples sur les composés binaires, spécialement par voie sèche, etc., in-8. 1853.   1 fr. 25

ROBIN (Édouard). ***L'albuminurie dans ses rapports avec l'hématose.*** L'éclampsie des femmes enceintes, in-8. 1854.   1 fr. 25

ROBIN (Édouard). ***Causes générales de la vieillesse,*** de la mort sénile, et du développement de la taille dans les animaux, etc. in-8. 1854.   1 fr. 25

RODRIGUES (Hubert). ***Clinique médicale de Montpellier.*** (Constitutions médicales et épidémiques. Climat de Montpellier.) 1855, 1 vol. in-8.   3 fr. 50

ROGERS (William). ***Dictionnaire des sciences dentaires*** ou Répertoire général de toutes les connaissances nécessaires au dentiste, 2ᵉ édition, 1 vol. in-8, 1847.   10 fr.

ROGNETTA. ***Traité philosophique et clinique d'ophthalmologie*** basé sur les principes de la thérapeutique dynamique, 1 vol. in-8. 1844.   5 fr.

ROLANDO. ***Inductions physiologiques et pathologiques*** sur les différentes espèces d'excitabilité et d'excitement sur l'irritation, et sur les puissances excitantes, débilitantes et irritantes, traduites par MM. Jourdan et Boisseau. 1822, 1 vol. in-8.   3 fr

ROSENBAUM. *Histoire de la syphilis dans l'antiquité,* avec des recherches pour servir aux médecins, aux philologues et aux antiquaires, traduite de l'allemand, par M. Santlus. 1847, 1 vol. in-8.   6 fr.

ROUSSEL (Théophile). *De la pellagre,* de son origine, de ses progrès, de son existence en France, de ses causes et de son traitement. 1845, 1 volume in-8.   6 fr.

ROUSSET. *Compte rendu des faits observés à la clinique d'accouchement de Bordeaux.* 1855, in-8.   2 fr.

ROUX. *Coup d'œil physiologique sur les sécrétions.* 1803, in-8.   1 fr. 25

ROUX. *Résection et retranchement de portions d'os malades soit dans les articulations soit hors des articulations.* (Thèse de concours pour la chaire de médecine opératoire.) 1812, in-4, br.   2 fr. 50

ROUX. *Mémoire et observations sur la réunion de la plaie après l'amputation des membres.* 1814, in-8, br.   2 fr. 50

ROUX. *Mémoire sur la staphyloraphie,* ou suture du voile du palais. 1825, in-8 avec fig.   2 fr. 50

ROUX. *Discussions sur les tumeurs fibreuses du sein.* 1844, in-8.   1 fr.

ROUX. *Faits et remarques sur les tumeurs fongueuses,* sanguines ou anévrysmales des os. 1845, in-8.   1 fr.

ROUX. *Résumé statistique de la clinique chirurgicale de l'Hôtel-Dieu.* 1845, in-8, br.   3 fr.

ROUX. *Rapport sur des observations relatives à l'opération de la taille.* 1846, in-8, br.   1 fr.

ROUX. *Mémoire sur les exostoses et sur les opérations qui leur conviennent.* 1847, in-8.   1 fr.

ROUX. *Communication à l'Académie des sciences sur les effets de l'éther et du chloroforme.* 1847, in-4.   1 fr.

ROUX. *Faits et remarques pour servir à l'histoire de l'anévrysme artérioso-veineux.* 1850, in-8.   1 fr.

ROUX. *Quarante années de pratique chirurgicale,* 2 vol. in-8. 1854-1855.
                                                                          6 fr.

ROUX (de Cette). *De l'homœopathie et de son efficacité curative,* 1 vol. in-8. 1848.   1 fr. 50

RUFZ. *Quelques recherches sur les symptômes et sur les lésions anatomiques de l'hydrocéphale aiguë,* la fièvre puerpérale, la méningite et la méningo-céphalite chez les enfants, in-4, 1835.   1 fr. 50

RUFZ. *Enquête sur le serpent de la Martinique* (vipère fer-de-lance, Bothrops lancéolé). 1859, 2e édit. 1 vol. in-8, fig.   5 fr.

RULLIER. *Essai physiologique et médical sur l'absorption.* 1818, 1 vol. in-8.
                                                                          2 fr. 50

RULLIER. *Essai sur le goitre.* 1817, in-8, br.   1 fr. 25

RULLIER. *Essai sur l'empyème et sur l'opération propre aux différents épanchements de poitrine.* 1817, in-8.   1 fr. 50

SALLENAVE. *Traité des espèces méconnues et curables des maladies chroniques.* 1 vol. in-8. 1847.   3 fr. 50

SANCHÈS. *Observations sur les maladies vénériennes,* publiées par M. Andry. 1785, 1 vol. in 12.   1 fr. 50

SANDRAS (feu) et **BOURGUIGNON**. *Traité pratique des maladies nerveuses.* 1860-1861, 2ᵉ édition, entièrement refondue, 2 vol. in-8.   12 fr.

> La seconde édition de ce traité est divisée en cinq livres :
> Le *premier livre* comprend les maladies nerveuses générales, l'état nerveux, la fièvre nerveuse les maladies intermittentes périodiques, puis les maladies épidémiques.
> Le *second livre* contient les maladies produites par une augmentation de l'excitation nerveuse, lesquelles se divisent en deux classes : 1° maladies spasmodiques on convulsives; 2° névralgies.
> Le *troisième livre* traite des maladies résultant d'une insuffisance de l'excitation nerveuse (paralysies).
> Le *quatrième livre* est consacré aux maladies affectant les sens spéciaux.
> Le *cinquième livre* comprend diverses maladies affectant les fonctions cérébrales, telles que le délire, le vertige, l'hypochondrie.

SANSON. *Traité de la cataracte,* publié d'après ses leçons par ses élèves, MM. les docteurs Bardinet et Pigné. 1842, in 8, br.   1 fr. 50

SAPPEY. *Recherches sur l'appareil respiratoire des oiseaux.* 1847, 1 vol. gr. in-4, avec 12 fig.   9 fr.

SAUCEROTTE. *Tableau synoptique des races humaines,* montrant leur origine, leur distribution géographique, leurs caractères distinctifs, les peuples dérivés, feuille gr. in-folio avec fig. col.   3 fr. 50

SAUCEROTTE. *Nouveaux conseils aux femmes sur l'âge prétendu critique,* ou conduite à tenir lors de la cessation des règles. 1829, in-8.   2 fr.

SCARPA. *Traité des maladies des yeux,* traduit de l'italien, par MM. Bousquet et Bellanger. Paris. 1821, 2 vol. in-8, avec fig.   5 fr.

SCARPA. *Traité de l'opération de la taille,* traduit de l'italien par C.-P. Ollivier (d'Angers) avec des additions et un mémoire sur la taille bilatérale. 1826, 1 vol. in 8.   3 fr.

SCARPA et **LÉVEILLÉ.** *Mémoires de physiologie et de chirurgie pratique.* 1804, 1 vol. in 8.   3 fr.

SCHANGE. *Précis sur le redressement des dents.* 1841, 1 vol. in-8.   2 fr.

SCHWEIGHÆUSER. *Pratique des accouchements en rapport avec l'expérience.* 1833. in-8.   5 fr.

SEMANAS. *Mémoire sur les fonctions du foie pendant la digestion, et sur les usages de la bile pour l'albumine digestive.* 1851, in-8.   1 fr. 25

SERINGE. *Éléments de botanique spécialement destinés aux établissements d'éducation,* 1 vol. in-8, avec 28 planches gravées. 1844.   6 fr.

SERINGE. *Flore des jardins et des grandes cultures,* ou description des plantes de jardins, d'orangeries et de grandes cultures, leur multiplication, l'époque de leur floraison et de leur fructification, et leur emploi. 1845 à 1849, 3 vol. in-8, de 1896 pages, avec 31 pl. fig. noires et color.   12 fr.

SERINGE. *Flore du pharmacien,* du droguiste et de l'herboriste, ou description des plantes médicinales cultivées en France. 1852, 1 vol. in-12.   6 fr.

SERRE. *Traité pratique de la réunion immédiate et de son influence sur les progrès récents de la chirurgie.* 1837, 1 vol. in-8, avec 10 fig.   5 fr.

SERRE. *Traité sur l'art de restaurer les difformités de la face selon la méthode par déplacement,* ou méthode française. 1842, 1 vol. in-8, et atlas in-4.   12 fr.

SERRE (d'Alais). *Recherches sur l'origine et les progrès futurs de la clinique et sur la méthode à suivre dans l'enseignement de la partie chirurgicale de cette science.* 1835, br. in-8.   1 fr. 50

SERRE (d'Alais). *Mémoire sur l'inflammation de la peau,* du tissu cellulaire, des veines et des vaisseaux; un nouveau traitement spécial. 1837, in-8.   2 fr. 50

SERRIER. *Nature, complications et traitement des plaies d'armes à feu.* 1844, 1 vol. in-8.   4 fr. 50

SICHEL. *Leçons cliniques sur les lunettes* et les états pathologiques consécutifs à leur usage irrationnel. 1848, 1 vol. in-8 de 148 pages   3 fr. 50

SOEMMERING. *Traité des maladies de la vessie et de l'urèthre,* considérées particulièrement chez les vieillards, trad. de l'allemand, avec des notes, par M. Hollard. 1824, 1 vol. in-8.   3 fr. 50

SOLAYRÈS. *Dissertation sur l'accouchement terminé par les seules forces de la mère,* traduite du latin par le docteur Andrieux. 1842. in-8, br.   1 fr. 50

SPURZHEIM. *Observations sur la folie ou sur les dérangements des fonctions morales et intellectuelles de l'homme,* avec 2 pl. Paris, 1818, in-8.   6 fr.

SPURZHEIM. *Essai philosophique sur la nature morale et intellectuelle de l'homme.* 1820, 1 vol. in-8.   4 fr. 50

SPURZHEIM. *Observations sur la phrénologie* ou la connaissance de l'homme moral et intellectuel, fondée sur les fonctions du système nerveux. 1818, 1 vol. in-8.   6 fr.

SPURZHEIM. *Essai sur les principes élémentaires de l'éducation.* Paris, 1822, 1 vol. in-8.   3 fr. 50

STANSKI. *Recherches sur les corps étrangers de la région sublinguale,* 1846, in-8.   1 fr. 25

STOLL. *Médecine pratique, avec les aphorismes de Stoll et de Boerhaave,* trad. par Mahon, avec des notes par Pinel, Baudelocque, etc. Nouvelle édit. 1855, 1 vol. in-8.   3 fr. 50

SURUN. *Coup d'œil sur l'état actuel de la médecine,* in-8. 1826.   1 fr. 25

SZERLECKI. *Tractatus de fracturâ colli ossis femoris, cui annexa est observatio rarissima de ossium mollitie.* 1834, in-4, avec 3 pl.   2 fr.

SZERLECKI. *Dictionnaire de thérapeutique contenant les moyens curatifs employés dans toutes les maladies par les médecins praticiens les plus distingués.* 1837, 2 vol. in-8.   8 fr.

TANCHOU. *Recherches sur le traitement médical des tumeurs cancéreuses du sein,* ouvrage pratique basé sur 300 observations, avec des planches et une statistique sur la fréquence de ces maladies, 1 vol. in-8. 1844.   3 fr.

TANCHOU. *Enquête sur l'authenticité des phénomènes électriques d'Angélique Cottin,* in-8. 1846.   1 fr. 50

TARDIEU. *Supplément au dictionnaire des dictionnaires de médecine français et étrangers,* publié sous la direction de Fabre. 1851, 1 vol. in 8. 9 fr.

Ce supplément contient des articles de MM. Adet de Roseville, Barthez, Bayard, Becquerel et Rodier, Becquet, Behier, Bernard (Ch.), Brierre de Boismont, Bouchardat, Boudin, Carrière, Durand-Fardel, Fermond, Foy, Gavarret, Gillette, Gosselin, Hillairet, Jacquemier, Jamain, Latour (Amedée), Livois, Nélaton, Place, Phillips (Ch.), Requin, Robert, Robin et Verneuil, Sandras, Tardieu, Voillemier.

Pour de plus amples renseignements, voir la page 5 de ce catalogue.

TARDIEU. *Manuel de pathologie* et de clinique médicales. 1857, 1 vol. grand in-18, 2ᵉ édition, corrigée et augmentée.   7 fr.

Cet ouvrage n'est pas un livre d'érudition, c'est simplement un livre d'étude. L'auteur a visé aux mérites de l'exactitude et de la clarté, en espérant cependant que l'on pût trouver encore dans son livre une méthode saine et vraiment médicale.

L'auteur a divisé les maladies en dix classes : 1° les fièvres, 2° les maladies pestilentielles, 3° les phlegmasies, 4° les hémorrhagies, 5° les flux, 6° les hydropisies, 7° les névroses, 8° les maladies constitutionnelles, 9° les maladies organiques, 10° les maladies accidentelles. On trouvera à la fin de chaque article une *indication bibliographique* renfermant les titres exacts des ouvrages tant anciens que modernes auxquels on ne peut se dispenser de recourir pour l'étude approfondie de chaque sujet particulier.

TAVEAU. *Nouvelle hygiène de la bouche,* 5ᵉ édition complétement refondue, et considérablement augmentée. 1843, 1 vol. in-8.   3 fr.

TAVERNIER. *Notice sur le traitement des difformités de la taille* au moyen de la ceinture à inclinaison sans lits à extension ni béquille, etc. 1844, gr. in-8. 2 fr.

TAVIGNOT. *Études cliniques* sur les maladies de la cornée. br. in-8.   1 fr. 25

TAVIGNOT. *Recherches sur les affections glaucomateuses.* 1856, br. in-8.   1 fr. 25

TÉALLIER. *Du tartre stibié et de son emploi dans les maladies.* 1832, 1 vol. in 8.   4 fr.

TERME et MONTFALCON. *Nouvelles considérations sur les enfants trouvés* suivies des rapports sur l'histoire des enfants trouvés, par MM. Benoiston de Chateauneuf et Villemain. Lyon, 1838, in-8, br.   1 fr. 50

THERY (de Langon). *Traité de l'asthme.* 1859. 1 vol. in-8.   5 fr.

THIAUDIÈRE. *Observations sur deux cas remarquables d'accouchements laborieux.* 1830, in-8.   1 fr. 25

THIAUDIÈRE. *L'art de se préserver de la contagion syphilitique à l'usage des deux sexes.* 1831, in 8.   1 fr.

THIAUDIÈRE. *De l'exercice de la médecine en province et à la campagne,* considéré dans ses rapports avec la pratique. 1839, in-8, br.   2 fr.

THORE. *Études sur les maladies incidentes des aliénés.* 1847. 1 vol. in-8.   4 fr.

TISSOT. *L'onanisme.* Dissertation sur les maladies produites par la masturbation ; nouvelle édition, revue, corrigée, entièrement refondue, augmentée des travaux des médecins modernes, et suivie du poëme intitulé : Onan, ou Le tombeau du Mont-Cindre, par Marc-Antoine Petit (de Lyon). 1856, 1 vol. grand in-18 de 288 pages.   2 fr. 50

TREHAN. *Nouveau traitement des hémorrhagies utérines* qui suivent l'accouchement par la compression de l'aorte ventrale. 1829, in-8.   1 fr.

TRIFET. *Fistule vésico-vaginale,* survenue à la suite d'un accouchement laborieux. 1845, in-8.   » 60

TRIQUET. *Nouvelles recherches d'anatomie de pathologie sur la région parotidienne.* 1852, in-8.   1 fr.

TURCK. *Traité de la goutte* et des maladies goutteuses. 1837, 1 vol. in-8.   5 fr.

TURCK. *Mémoire sur la nature de la fièvre typhoïde et sur le traitement à lui opposer.* 1843, in-8.   1 fr.

UNDERWOOD. *Traité sur les ulcères des jambes,* traduit de l'anglais. 1844, in-12.   1 fr. 50

VACQUEZ. *Chirurgie conservatrice.* Mémoire sur l'amputation sous-astragalienne ; extirpation du calcanéum. 1859, in-4, fig.   3 fr. 50

VANIER (du Havre). *Clinique des hôpitaux des enfants,* et Revue rétrospective médico-chirurgicale, thérapeutique et hygiénique des maladies de l'enfance. 1841-1843, 3 vol. in-8.   7 fr.

VAUCHER. *Histoire des conserves d'eau douce,* suivie de l'histoire des *Tremelles* et des *Ulves.* 1803, 1 vol. in-4, avec 92 figures.   6 fr.

VAUQUELIN. *De l'application de la suture enchevillée,* à l'opération de l'entropion spasmodique au moyen d'une nouvelle cheville. 1857, br. 1 vol. in-8.   1 fr. 50

VELPEAU. *Leçons orales de clinique chirurgicale* faites à l'hôpital de la Charité, par M. le professeur Velpeau, recueillies et publiées par MM. les docteurs Jeanselme et P. Pavillon. 1840-1841. 3 vol. in-8.   24 fr.

Ces leçons de clinique forment trois volumes.
Le *premier* volume contient les *ophthalmies*, les *luxations de l'épaule*, l'*hydrocèle*, la *cataracte*, les *varices*, le *varicocèle*, l'*introduction de l'air dans les veines*, le *traitement de la gonorrhée*, la *xérophthalmie*, les *anus contre nature*.
Le *second* volume comprend d'abord une leçon sur la manière d'utiliser son temps dans les hôpitaux, puis des articles sur les *tumeurs blanches*, les *corps étrangers dans les articulations*, les *maladies du sein chez la femme*, les *ankyloses*, les *fistules vésico-vaginales*, la *contusion*, l'*hématocèle*, l'*inversion incomplète de la matrice*, des *considérations pratiques sur le traitement des fractures*.
Le *troisième* volume traite l'*infection purulente*, la *crépitation douloureuse des tendons*, les *angines*, la *procidence de l'anus*, le *cancer des lèvres*, l'*adénite lymphatique*, la *description d'une tumeur contenant un fœtus*, les *abcès de la région iliaque*, les *érysipèles*, les *fissures à l'anus*, la *rétraction permanente des doigts*, la *fistule à l'anus*, les *abcès fétides*, les *abcès de l'aisselle*, les *névromes*, et un résumé.

VELPEAU. *Mémoire sur les anus contre nature dépourvus d'éperon*, et sur une nouvelle manière de les traiter. 1836, in-8.   1 fr. 50

VELPEAU ET BÉRAUD. *Manuel d'anatomie topographique chirurgicale.* 1 vol. in-18, 1861. (*Sous presse.*)

VENOT. *Emploi thérapeutique de l'oléo-stéarate de mercure.* 1857, in-8.   1 fr.

VERNEUIL. *Précis d'embryologie* (voy. JAMAIN, *Anatomie*).

VERNEUIL. *Le système veineux* (anatomie et physiologie), *concours d'agrégation.* 1853, 1 vol. in-8.   3 fr. 50

VERNEUIL. *Mémoire sur quelques points de l'anatomie du pancréas.* 1851, in-8, br.   1 fr. 25

VIGAROUX. *Cours élémentaire des maladies des femmes,* ou Essai sur une nouvelle méthode pour étudier et classer ces maladies. 1801, 2 vol. in-8.   5 fr.

VIGNAL. *Essai sur la brûlure et son nouveau traitement* par l'usage du poil du typha. 1833, br. in-8.   1 fr.

VILETTE DE TERZÉ. *La vaccine,* ses conséquences funestes démontrées par les faits, l'observation, l'anatomie pathologique et l'arithmétique (réponse au questionnaire anglais relatif à la vaccine). 1857, in-8.   3 fr.

VILLENEUVE. *Mémoire historique sur l'emploi du seigle ergoté*, pour accélérer ou déterminer l'accouchement ou la délivrance dans le cas d'inertie de la matrice. 1827, 1 vol. in-8.   3 fr.

VINGTRINIER. *Des épidémies qui ont régné dans l'arrondissement de Rouen, de* 1814 *à* 1850, in-8.   1 fr. 25

VIRCHOW. *De l'inflammation*, ou de l'irritation et de l'irritabilité ; traduit de l'allemand, par M. Petard. 1859, in-8, br.   2 fr.

VIREY. *Traité complet de pharmacie théorique et pratique,* 4e édit. 1840, 2 vol. in-8.   6 fr.

VOISIN (Félix). *De l'homme animal.* 1839, 1 vol. in-8.   7 fr. 50

WILLEMIN. *Mémoire sur le bouton d'Alep.* 1854, in-8, avec 4 fig. col.   3 fr.

WILLEMIN. *De l'emploi des eaux de Vichy dans les affections chroniques de l'utérus.* 1857, 1 vol. in-8.   4 fr.

ZIMMERMANN. *De la solitude,* des causes qui en font naître le goût, de ses inconvénients, de ses avantages et de son influence sur les passions, l'imagination, l'esprit et le cœur ; traduit de l'allemand par M. Jourdan. Nouvelle édition. 1840, in-8.   3 fr. 50

Lèvres. Desprès, Rigaud.
Lithotritie. Doubovitski, Leroy (d'Etiolles), Phillips.
Lunettes. Sichel.
Main (amputation). Gairal.
Maladies chroniques. Bricheteau, Fourcault.
Maladies nerveuses. Borie, Christophe, Fourcade-Prunet, Louyer-Villermay, Martinet, Sandras et Bourguignon.
Maladies vénér. Voy. syphilis.
Maladies venteuses. Baumès.
Mammifères. Coste et Delpech, Geoffroy-Saint-Hilaire.
Manipulations chim. Bobierre.
Médecine (de la). Dezeimeris, Gauthier, Gasté, Kuntzli, Brown, Celse.
Médecine légale. Bayard, Berigny, Casper, Devergie, Mahon.
Médecine opératoire. Isnard, Lisfranc, Malgaigne.
Médecine pratique. Coster, Hufeland, Gendrin, Martin (de Lyon), Pujol, Stoll.
Mélancolie. Lorry.
Membrane pupillaire. J. Cloquet.
Méningite. Becquerel.
Mères. Caron, Lerebours.
Métacarpe (fr.). Renault du Motey.
Métastases. Charmeil.
Météorologie. Kaemtz.
Moelle épinière (mal de la). Charpignon, Ollivier (d'Angers).
Monomanie homicide. Bonnet.
Mort. Julia Fontenelle, Josat, Richard.
Mortalité. Despine (Marc).
Néphrite albumineuse. Landouzy.
Nosologie. Barbier.
Onanisme. Tissot.
Ophthalmies. Desmarres, Florio, Lusardi.
Orchite. Béraud.
Oreille (maladies). Deleau, Kramer.
Organographie vég. De Candolle.
Orthopédie. Maisonabe, Martin, Mellet.
Os (maladies). Petit.
Osphrésiologie. H. Cloquet.
Ostéogénie. Ch. Robin.
Ouïe. Fabre d'Olivet.
Pancréas (anatomie). Verneuil.
Paralysies. Abeille, Beyran, Lhéritier, Macario.
Pathologie chirurgicale. Jamain, Nélaton.
Pathologie génér. Caillot, Lavort.
Pathologie médicale. Andral, Bayle, Gintrac, Frank (Joseph), Requin, Tardieu.

Peau (maladies). Giraudeau de Saint-Gervais, Serre (d'Alais).
Pellagre. Roussel.
Pénitentiaire (régime), Moreau, Christophe.
Percussion. Andry, Piorry.
Péritonite puerp. Baudelocque.
Pharmacie. Deschamps (d'Avallon), Laterrade, Seringe, Virey.
Philosophie médicale. Arréat, Auber, Dubois (d'Amiens).
Photophobie. Castorani.
Phrénologie. Cerise, Combe, Fossati, Lelut, Spurzheim.
Phthisie pulmonaire. Bayle, Bernardeau, Cottereau, Harel du Tancrel, Pietra-Santa.
Physiologie. Béraud et Robin, Boucher, Brachet, Bouisson, Dugès, Haller, Requin.
Physique. Ajasson de Grandsagne, Bouchardat, Despretz, Pelletan, Person, Quetelet.
Pied (désarticulation). Robert.
Plaies. Guerbois, Serrier.
Pneumonie. Lhuillier.
Poëtes latins. Ménière.
Pomme de terre. Bonjean, Payen et Chevallier.
Prisonniers. Ferrus,
Professions. Blandet, Borchard.
Prodromes. Requin.
Prosopalgie. Duchesne-Duparc.
Pseudarthroses. Jordan.
Psore. Delafond et Bourguignon.
Purgatifs. Hamilton, Requin.
Quinologie. Delondre.
Rachidiorthosie. Chailly et Godier.
Radius (fractures). Goyrand.
Réactifs. Payen et Chevallier.
Régime. Marrotte.
Résection. Roux.
Rétine. Lusardi.
Révolutions du globe. Cuvier.
Rhumatisme. Lhéritier.
Rotule. Baudens, Malgaigne.
Rurale (médecine). Maugenest,
Sages-femmes. Moreau.
Sang. Denis, Lecanu.
Sangsues. Boudard, Fermond, Cottereau, Levieux, Martin.
Scrofule. Legrand, Lepelletier (de la Sarthe). Lugol.
Sécrétions. Roux.
Sein (mal). A. Bérard, Tanchou, Roux.
Séreuses (membranes). Gelez.
Solitude. Zimmermann.
Sommeil. Macario.
Spasme de l'urèthre. Amussat.
Spécificité. Requin.
Staphylorrhaphie. Roux.
Stérilité. Hutin.

Strabisme. Boyer (Lucien). Gairal, Dufresne-Chassaigne.
Suette. Borchard.
Suicide. Brierre de Boismont, Etoc-Demazy, Petit.
Surdité. Gairal, Ménière.
Suture. Bertherand, Gely, Vauquelin.
Synoviales (tumeurs). Michon.
Syphilis. Baumès, Devergie, Gay-Lussac, Giraudeau de St-Gervais, Guepin, Sanchès, Rosembaum, Thiaudière.
Système nerveux. Jobert.
Tabac. Fermond.
Taille. Roux, Scarpa.
Tartre stibié. H. Gintrac, Téallier.
Taxidermie. Lecoq et Boisduval.
Teigne. Gallot.
Ténotomie. Phillips.
Thérapeutique. Bouchardat, Crebessac-Vernet, Dubois, Dally, Foy, Gallier, Szerlecki.
Thyroïde (tumeur). Houel.
Trachéotomie. Archambault, Décès.
Tubercules. Baron, Legrand.
Tuberculisation. Voyez phthisie.
Tumeurs blanches. Crocq.
Typhus. Gaultier de Claubry, Hernandez, Landouzy.
Ulcères. Underwood.
Urèthre (maladies). Barré, Franc, Dupierris, Nicod, Phillips.
Urine. Cottereau.
Urine (incontinence). Devergie.
Urine (rétent.). Amussat, Nicod.
Utérus (maladies). Amussat, Arnal, Becquerel, Deneux, Duparcque, Filho, Lacroix, Lisfranc, Ollivier, Otterburg, Pauly, Patrix, Trehan.
Vagin artificiel. Amussat.
Varices. A. Bérard, Décès.
Végétaux (respir.). Ed. Robin.
Veine porte (oblitér.). Gintrac.
Veines. Amussat, Chassaignac, Verneuil.
Vessie (malad.). Houel, Jamain, Sœmmering.
Vétérin. (path.). Rainard, Lecoq.
Vie. Magendie.
Vieillards (mal.). Durand-Fardel.
Vieillesse. Ed. Robin.
Vision. Guépin.
Vitalisme. Auber, Blaud.
Voies urinaires (mal). Phillips, Dubouchet, Moulinié.
Voyages (influence des). Daucel.
Yeux (maladies des). Cornaz, Desmarres, Fournier, Guépin, Jamain, Leblanc, Scarpa, Lawrence, Rognetta.

RÉPERTOIRE DE PHARMACIE.

RECUEIL PRATIQUE,

Publié par M. le professeur BOUCHARDAT.

Le prix de l'abonnement est de 6 francs. Le *Répertoire de pharmacie* a commencé en juillet 1844. Le prix de la collection jusqu'en juillet 1861, 17 volumes, est de 50 francs.

Les années séparées prises après leur publication se vendent 5 *francs.*

www.ingramcontent.com/pod-product-compliance
Ingram Content Group UK Ltd.
Pitfield, Milton Keynes, MK11 3LW, UK
UKHW020157130726
13696UKWH00002B/570